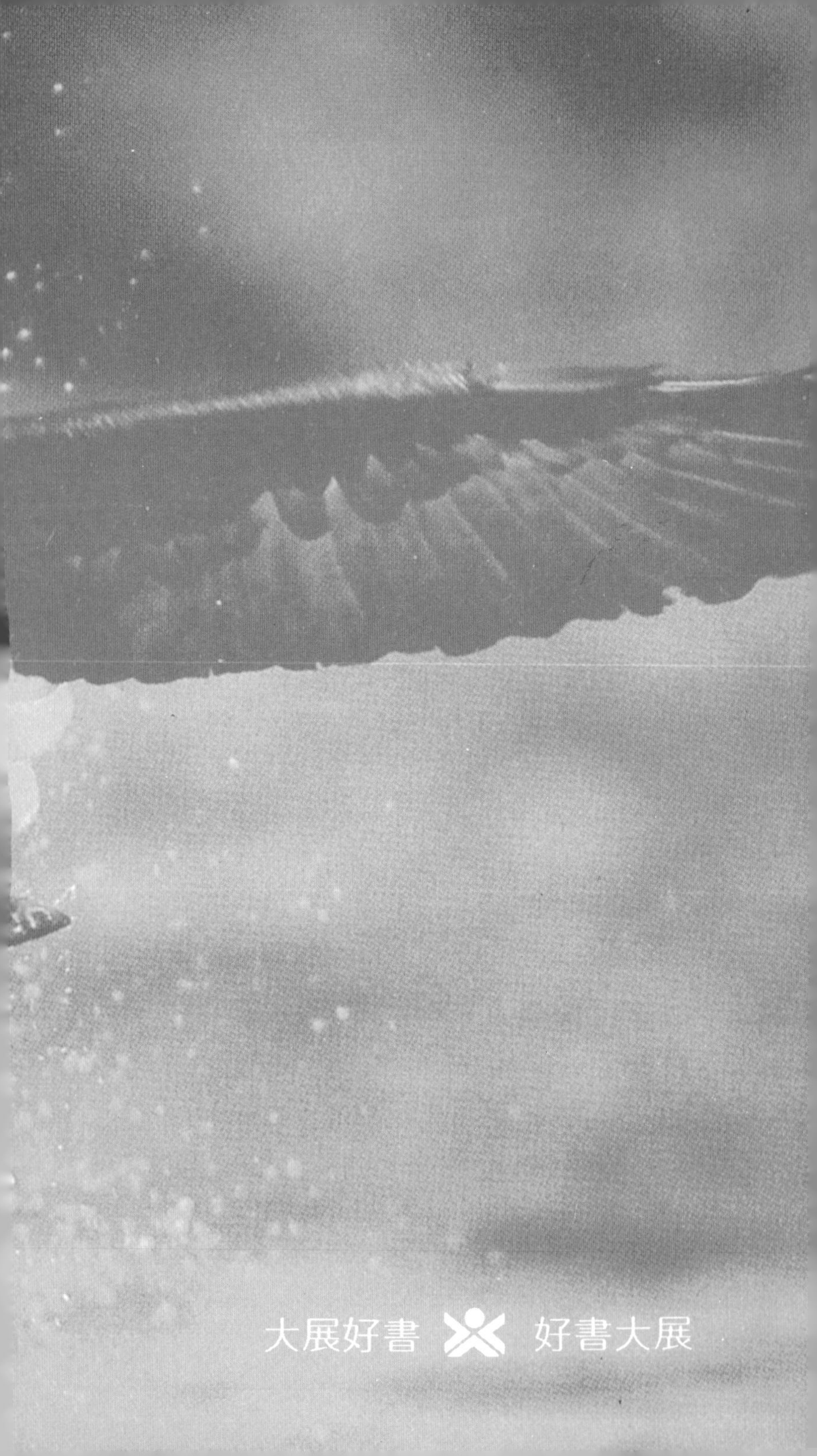
大展好書 好書大展

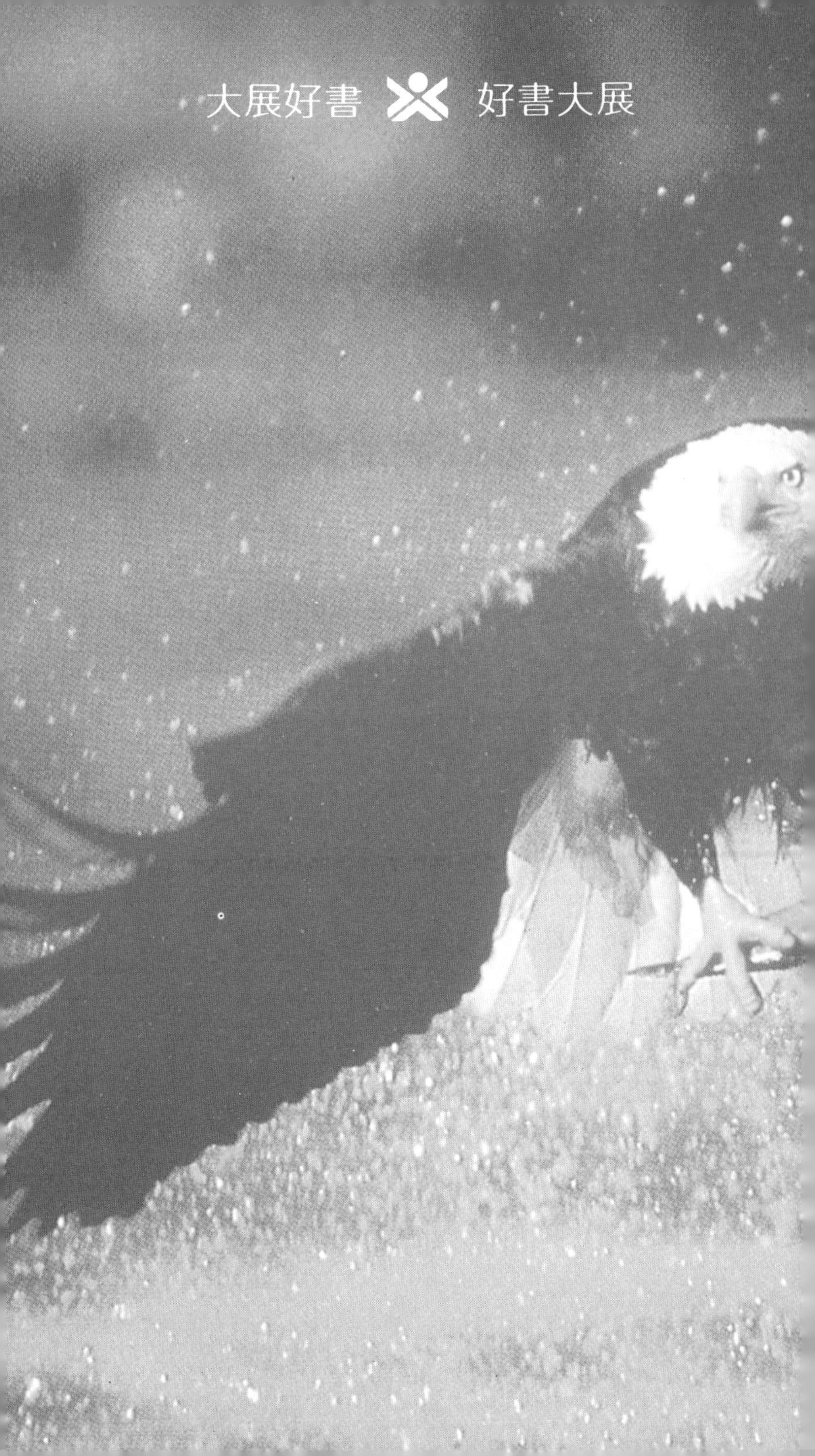
大展好書 好書大展

婦幼天地
46

小改變
瘦4公斤

宮本裕子/著
李芳黛/譯

大展出版社有限公司
DAH-JAAN PUBLISHING CO., LTD.

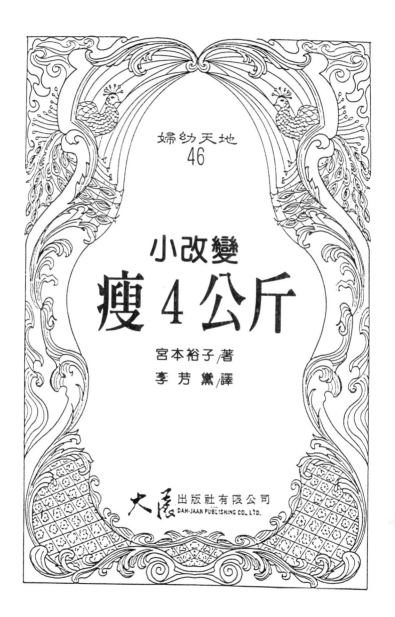

前　言

現代人不僅為了美麗的體型，也為了健康身體、預防成人病，使得減肥食品非常流行。

女性週刊或健康雜誌，幾乎每個月都有減肥食品專欄。打開電視、書本，常能看到許多醒目的瘦身廣告，書店中的減肥書也是琳瑯滿目。

減肥、消脂等宣傳文句，對於想瘦的女性而言，也許真是魅力無窮。

即使你不想看，這些資訊也像波濤般湧向你，讓你不得不心動，乾脆買本書來看看。

各位大概認為這本書也是衆多減肥書的其中一本而已。也許常識性的知識、經驗，各位讀者比我的經驗更豐富。

但從以前就一直有讀者來函，表示「我怎麼也瘦不下來，可不可以幫幫我」，而且還敘述了減肥經過，各位大概猜得到吧！為了減肥花費大筆金錢、時間……。我了解在這種付出下還無法達到減肥目的的心情，希望愈大失望也愈大。

在此請各位思考。

不論使用什麼方法，應該都可暫時減輕體重，但問題就在於無法維持。

廣告中常出現告別肥胖的詞句，但這得靠自己，不是他人說了就算數。如果你盡情地吃，一定會再肥胖……。絕對不會再肥胖的方法，如果你知道，真希望你教教我。

一旦瘦下來之後，就必須努力維持，但這項努力並不輕鬆。除了吸收資訊、自我管理之外，還得充分了解自己的體質。

說到體質，事實也有怎麼吃都不胖的人。「苗條大食客」就是這種體質。

以下敍述我自己的經驗。

我也是有經驗的肥胖者，而且家族絕非苗條體質，但我從未受過低熱量食品或減肥食品的氣。

曾有位通訊指導的學生來電問我：「老師不吃甜食、點心嗎？」「絕對不會胖嗎？」我很難立刻回答。

我不但率先進食，而且在每年一～三月、四月，會照例重二～三公斤。

我並不對自己的飲食生活感到自豪，當然我也吃零食，這三十年來，除了旅行以外，沒吃過早餐，午餐適量；只有晚餐充分進食，但這時也已經九點、十點了。坦白說，這時間開始，正是我的食慾增進時間帶。當工作繁忙時，會擺一大堆吃的東西在身邊，熬夜趕工。這與一般常識「早餐一定要吃」、「晚上八點以後不吃東西」的型態正好相反。

但讓我自豪的是，從事這分工作三十年來，我不但沒有感冒窩在床上過，也沒生過病。這就是我最真實的生活。

只有在感覺太胖時，一年進行二、三次「定時法」以維持體重，一年之首的春天一過，進入更換夏裝的時期，去年的洋裝就會顯示出自己的身材。

我在最苗條的時候訂做洋裝，當做自己的測量計。由於與裁縫師是多年舊識，只要一通電話即可請他為我裁縫，師傅每年都會問要不要量量今年的身材，但我總是說不必重量，我一定在試穿新衣之前恢復身材。

不知道我背後努力的師傅，總是誇讚「了不起」，但這於擔任瘦身指導的我而言，也許是理所當然的。

當我在電話中和學生交談後，似乎大家都有鬆了一口氣的感覺。

苗條時候不用說，即使有點胖的時候，也不要急著四處減肥，希望記住「自我控制法」。

「定時法」是我依照自己的經驗，提供各位想瘦身者的建議。只要從另一個角度看，妳便會恍然大悟「原來如此」，當然可以減肥成功。相信從此以後，妳的人生更開朗、快樂。

希望本書對各位有助益。

宮本裕子

本書的減重法與每天都得持續的一般減肥法不同。此法只要一星期設定一個「減肥日」，平常生活完全相同，這種配合時間減重，非常有效率的方法，本書稱之為「定時法」。

以下就依照序章、一章、二章、後章的方式說明。認為「理論不重要，想快點進入情況」的人，可從第二章開始讀起。

目錄

前言……三
序章
一週一次減肥日
——身體改變自然苗條的秘密
科學大發現
身體想瘦的時機……一六
不必「限制」的定時法飲食……一九
需要忍耐的方法必定失敗……二一
想靠「運動」減肥真糊塗……二四
把熱量計算全忘掉吧……二七

隱藏在生理中重大的「苗條時機」……二九
不規則的生活也沒關係……三五
超重二十公斤、三十公斤也一定要減下來……三七
甜食、油炸食品不好的大誤解……三八
在飲酒中輕鬆減肥……四〇
不論何時都可瘦下來……四二

第一章　為什麼只在這一天實施細則
——維持健康使體重減輕的「定時法」新事實

考慮身體狀況的定時法一點也不勉強……五四
為什麼「調節」飲食即可……六〇
「想吃什麼就吃什麼」的理由……六二
這種偏食也可以做……六三
討厭運動者順利進行的秘密……六四

一再減肥的人「先吃」……六六
不會造成厭食症、過食症的方法……六八
自己自在設定「苗條日」……六九
徹底享受旅遊歡樂……七〇
瘦身當中也可調理生理不順的毛病……七三
便秘體質瘦不下來是騙人的……七六
男性不論何時均可創造苗條日……七七
沒有真正肌肉太硬而瘦不下來的人……七九
減肥要一步一步來……八〇
必定出現結果的定時法……八一

第二章　每個月四公斤，創造「纖細體質」

——絲毫不勉強但卻更有效的定時法菜單及體操

定時法基本實踐法……九〇

正確量體重的方法……九六
步驟一　飲食調節的基本與五項重點……九八
・使飲食調節更順利……一〇七
・如何在一天中輕鬆調節……一〇八
・體重出現變化立刻停止……一一一
・如果體重始終不減時……一一二
步驟二　定時體操的簡單理論與圖解……一一四
・減重方式的三種典型……一三〇
・確定體操的效果……一三二
・身體不舒服時可暫停……一三三
・體操進行過度會招來反效果……一三四
・培養喜歡的運動……一三五
・使想瘦的部位保持均勻……一三六
・生理時不瘦也沒關係……一三七

・對消除疲勞、便秘有效的整體體操……一三八

後　章　告別肥胖
——隨心所欲控制

向煩惱減肥的日子說再見……一五〇
為了美麗的體重自由計畫……一五二
你的理想體重在哪裡？……一五四
什麽是真正的美女？……一五六
保持自己的理想狀態……一五八
讓每一天都漂亮……一六〇
沒有人知道的減肥計畫……一六三

序章

科學大發現

一週一次減肥日

——身體改變自然苗條的秘密

身體想瘦的時機

就和生活規律一樣，人體也有一定的規律，事實上，體重也是一樣，並非一天中體重完全一樣。

早晨起床時、餐前餐後、入浴前後、排便前後……。一天中有各種規律。早晨起床時量量體重、晚上就寢時、感到滿腹時量量體重，可能差上一公斤。這就是一天中的規律。

體重變化並非一天中出現各種不同狀況而已，**每天量體重也會發現其中變化**。

這種變化在一公斤左右。而在這種變動中，就算你認為自己吃太多，但也許隔天體重減輕，你認為自己控制飲食，但體重卻增加，也許有人已經注意到這種現象了。這是因為身體具備保持代謝平衡的組織。

我們人體為了維持生命活動、維持健康，而從各種食物吸收營養，並不斷進行活潑的代謝活動。身體吸收必要物質、排出不必要物質，分解或合成等都依自己身體的條件而做調整，所有機能都保持使這個人呈現最佳狀態，體重維持也是其中之一。

但當吃太多而活動太少時，沒消耗的剩餘養份就會變成脂肪被貯存起來，每個人都知道，這種情況長久持續便導致肥胖。

肥胖不僅會影響脂肪組織的代謝，也會造成身體機能的負擔。這種狀況如果一直持續下去，就會發生各種障礙，導致惡性循環。

在這種狀態下，為了減少已經貯存過多的脂肪，必須減少飲食量、增加運動量，但這並沒那麼容易做到。你應該不是一次胖個三公斤、五公斤，而是一公斤、一公斤地慢慢累積。所以想瘦下來時，也不可能一次瘦三公斤、五公斤，而是一公斤、一公斤地慢慢瘦下來。重視這種一公斤的微妙變化很重要。不想肥胖時、想減重時，一公斤的變化是關鍵。

在每天體重變化中，增加一公斤而減不下來時，就要特別注意了。這時如果注意控制飲食就不會發胖。然而已經肥胖的也必須減肥。

因此，首先必須找出「苗條日」。例如八十公斤的人，在配合體重的飲食生活中，會出現體重上升至八十一公斤，然後又回到八十公斤的現象。在這當中，體重回到八十公斤那一天正是減重的機會，在此進行飲食調節，就知道「苗條日」了。

的確有不必每天控制飲食、不必持續運動，就可達到苗條身材的減肥時機。

此時機可從相同條件下比較每日體重加以判斷。最輕的時刻是身體充分休息、疲勞完全消除的早晨。飲食前的空腹狀態是一天中體重最低線。

與此最低線時的體重相比，量量相同條件下的每日體重。當發現體重增加時，便自覺「比昨天多一公斤」、「要減輕一公斤」！我們的體重即使在自然飲食的狀態下。也會時重時輕，以此當做大致目標，應該找得出減重良機。**在每日體重律動的最低線時**——稍微調整飲食（不是限制），體重即可輕易下降一公斤。這個降低體重一公斤的日子，**就是我所說的「苗條日」時機**。這是創造苗條曲線的重要起點日。

只在苗條日進行輕鬆運動，即可保持減輕的一公斤，成為減輕下一個一公斤的刺激。

任何人都可以創造出減肥日，只要找出這個時機，不論你想減幾公斤都行。總而言之，「定時法」是配合人體自然的規律方法。

不必「限制」的定時法飲食

在每日日常生活中，找出體重最低線，在這一天調整飲食。

這裏所說的「定時法」，並非減量的調整飲食。

談到調整飲食，曾經吃過減肥食品、低熱量食品的人，往往會立刻想到節食。就算我再怎麼呼籲，「定時法」可以盡量吃你想吃的東西，恐怕還是有不少人對飲食過於神經質。

——這麼一來，即使創造「苗條日」給予體操的刺激，也會因為體力不足，反而導致燃燒身體能源的材料不足。

這種消極、負面的想法即使長久持續，效果也必定不好。

定時法的飲食調節日，是希望各位意識營養素，積極地進食。牛排也好、漢堡也好，喜歡的食物都可以……，也要攝取充分的蔬菜，保持營養均衡。

平常因工作忙而不在意飲食內容，或只吃自己喜歡吃的東西者，特別要在這一天攝取均衡飲食，以補充日常之不足。

定時法不是要你隨時注意飲食，而是要你只在調節日意識飲食。在這個調節日，也必須攝取脂肪、蛋白質，只要減少醣類即可。當然，平常日子保持自由，碳水化合物、零食都可以吃。這種方式不會損害身體健康，而且可以輕鬆持續。

像這樣**以「飲食」為基本的調節方法**，就可使體重減輕一公斤。

另外，在這天進行的定時法體操，是對部分加以刺激，促進身體律動的亢進。這樣可以提高新陳代謝，體操之後就不必再持續調節飲食，恢復自己原來的型態生活即可。

體操平均一週進行一次，做十分鐘左右，**只在此苗條日實施**。

定時法不需要一切無謂的努力，只要在最具效果時調節飲食，確認體重確實下降日做體操，這種合理的方法每個人都做得到。

需要忍耐的方法必定失敗

想瘦的人，首先想到的就是節食及運動。

但我不贊成節食，因為無法持續是最大的敗筆。吃想吃的食物是定時法的方式。

利用限制飲食減肥，著重在熱量攝取與消耗的問題，減少進食量，的確會瘦，但卻會出現緊張帶來的各種影響。想吃的東西不能吃、想吃的慾望被抑制，這是曾向節食挑戰者的共同經驗。焦慮、歇斯底里……。為什麼這種方法氾濫，卻**無法令想減肥的人達到目的呢？因為這種方法需要很大的耐力**。

節食——

下定決心持續二、三天，可以忍耐一星期。二星期、三星期……。其中可能發生「一點點就好」，於是吃了半塊蛋糕。你不覺得世上再也沒有這麼好吃的東西了嗎？食慾這種慾望，你愈壓抑它，它的反彈就愈大，一旦破戒就傷腦筋了。以前的決心愈來愈動搖……，終於恢復原來肥胖身材。

從另一層面來看，如果意志堅固、持續節食……。首先是營養失調導致的消瘦，接著缺乏工作慾、喪失遊樂慾，無法和同事、朋友打成一片，被上司責罵、被同伴排擠，你有過這種經驗嗎?也許你身邊就有這種感覺陰暗的人。

情況更糟的可能罹患厭食症，這種例子常見於藝人身上。想吃不能吃、想做沒力氣做、想玩沒心情玩——。全身充滿倦怠感。這樣的人生還有意思嗎?

疾病場合限制飲食是沒辦法的事，這時必須忠於醫生指示，以便早日恢復健康身體。但對於健康有活力的人而言，限制旺盛的食慾就不應該了。

感嘆「我很愛吃所以瘦不下來」、「我總是三分鐘熱度，所以瘦不下來」的人，別擔心，愛吃是人的天性，不是你的錯。

定時法要你在持續吃過多、體重增加時，為了恢復原來體重而減少飲食，但不必為了減肥而節食。

我再重複一次，不要限制飲食，想吃就吃，這是定時法的基本。

世界上有人因強烈的意志節食減肥成功，但這種方法必定有個限界，到了某個時期就瘦不下來了。這時如果還想再瘦，就非得再更限制飲食不可。像這種藉節食維持體重的方法，相當困難。

而且節食對於成長中的學生有負面影響。尤其是女性，可能造成荷爾蒙失調，帶來精神、肉體上的困擾，使生理周期停止。

生理周期停止後，身體律動、精神狀態都會不安定。持續節食會對身心兩方面產生負面影響。

總而言之，食慾是我們不能抑制的本能，也是我們最切身、影響日常生活至鉅的事。控制食慾需要超強的精神力，結果往往無功而返。

結論如下。

「想真正瘦得漂亮，而且一直保持苗條身材，絕不可節食。」

想靠「運動」減肥真糊塗

接下來是運動。

吃太多的確是肥胖的原因。

但進食的行為本身不是為了肥胖，而是為了使生體存活，得到日常生活無缺的能量。一旦能量供給源斷絕，身體就會崩壞。

那麼，為了維持身材苗條，你一定認為必須藉由運動消耗從飲食中攝取的熱量吧！理論上來說是如此，但實行起來卻不容易。

稍微多吃一點就要往健身房、韻律教室跑，那可真麻煩。定期運動對一般上班族或學生而言，確實在時間、金錢上是一大負擔。

而且光是游泳、跑步並無法減輕體重，因為運動所消耗的熱量，只不過是攝取熱量的一小部分而已。

人體有骨骼、肌肉、水分、脂肪。脂肪囤積至必要狀態以上，就是肥胖狀態，主要是皮下脂肪增厚，為了減肥，就必須減少皮下脂肪。

然而，皮下脂肪很不好應付，**想光靠運動減少皮下脂肪，根本不可能**。

運動一方面可以消耗熱量，另一方面可以促進食慾。往往在身體脂肪被消耗前又進食了，或者好不容易辛苦運動後，又再度進食，造成熱量上升的惡性循環。運動未必與減肥有關——就是這個原因。

想藉運動使皮下脂肪變為能量，腹部運動具有效果，但想減十公斤的人，在此狀態下增加運動量，並非那麼容易。一開始體重確實會降低，但當身體習慣這種運動規則後，體重的減少便停止。如此一來，非得再增加運動量才可使體重減輕。

但並不是說增加運動量就好了，現在身體已被鍛鍊得很難瘦下來。

持續不斷運動的確可以減少脂肪、增強肌肉，但這麼運動應該也會使食慾增加。又吃又運動會怎麼樣呢？也許會讓你擁有健康的身體，但另一方面，也很容易讓你變成肥胖體型。

值得特別注意的是，堆積在心臟周圍的脂肪，這是成人病的前兆，這種人激烈運動會怎麼樣呢？呼吸困難、心悸、心律不整。心臟負荷有個界限，持續疲勞會導致死亡。

從健康這項大前提來看，運動確實相當重要，但如果**想靠運動減肥，卻是負面效果**。

當然，專門運動選手另當別論。馬拉松選手、拳擊選手不用說，大致上不論哪一種運動選手，減重都是重要課題，所以，平常就必須在進行激烈運動練習時，連帶使體重減輕。即使減少脂肪，也必須增強肌肉力。

所以，運動選手的營養師會調配均衡、低熱量飲食，提供運動選手必須營養，但一般餐廳就做不到這一步了，即使自己家裡也不容易做到。

以配合目的的飲食生活為基本，才可使運動效果確實提高。

我們對於運動的期待，不該在於減肥，而在於使肌肉結實、身體健康、心情放鬆。而且最好不以瘦為目標，而以不發胖為目標。

運動應在體重減輕後進行。

關於運動可以這麼說。

「想輕鬆減肥就不可貿然持續運動，運動應配合身體愉快進行。」

把熱量計算全忘掉吧

即使你在乎熱量計算，但往往在家庭生活、工作、旅行的場合都無法遵守。「今晚去喝一杯吧！」就算上司邀你去，你可能因耿耿於懷熱量計算，而喝得礙手礙腳。另一方面，為了掌握客戶，不得不三天二頭應酬，結果熱量計算全亂了。

「今晚減肥休息。大吃一頓！」

這麼一來，以往的努力全付之一炬，得重新再由起點出發。以這種方式減肥，很可能終其一生都得到相同結果。

第一，就算你只計算攝取熱量的多寡，即使想吃的東西也不吃，很難看到效果。而且可能因營養不良使身體機能低下，造成腦部食慾調整混亂。最後的結果甚至因食慾全無而導致厭食症，或食慾異常亢進的過食症，非常危險。

以下為了使各位更了解定時法，在飲食生活方面再進一步說明。

本來就幾乎沒有一個人可以完全依照食物表進食，熱量計算也一樣。

女性雜誌上常常刊載「正確減肥」記事，雖然內容理想、健康，但實行起來卻不容易。你不覺實行愈「正確」就愈緊張嗎？

定時法的飲食生活，只要考慮到健康均衡，一切可依自己方法進行，非常自由。

現代生活環境到處充滿美味食品，空腹時出外購物，會一樣接一樣地買個不停，而且往往買回來後就擱在一旁，你沒有這種經驗嗎？在減肥期間，腦袋裡又最常出現好吃的食物。

如果每天都毫無控制地盡情享受美食，是沒辦法瘦下來的。可是你可以偶爾大吃特吃，尤其是出外旅行，逢年過節時。

定時法就是這樣一種方法，暢快的吃蛋糕也能讓你充滿自信。不會因為吃太多而立刻生病，或突然多個三公斤、五公斤，就算增加也差不多一公斤的程度。

如果隔天增加一公斤，在這天進行飲食調節，增加的一公斤馬上就可以恢復原狀了。就算吃多了也會恢復原來體重，這樣安心多了。

定時法不但可以讓你享受美食，而且充滿自信，希望你持之以恆。

隱藏在生理中重大的「苗條時機」

此處針對女性生理論述一番。

如果你是男性讀者，當然不必讀此項目，因為男性不論何時均可開始進行定時法。

但女性就不可以無視生理周期了。誠如之前提到的，**定時法是利用人體規律的方法，女性的身體受生理周期影響很大**。

如果無視生理周期，就顯不出什麼效果。反之，如果善加利用生理周期，則容易出現最佳效果。怎麼減肥也不成功的人，大概就是忽視生理周期之故。

更年期女性任何時間都可開始。而尚未到更年期，但生理周期不穩定的人，很難找出開始日，所以，可試著不去理會生理周期，先觀察體重情況。

但不要忘了，生理不順絕非好事，健康停經前婦女，應該有如三十一頁圖般正常的生理周期。只要非疾病場合，在反覆進行定時法當中，自然可以調整身體規律。不僅不規則的周期會逐漸規則化，也會促進荷爾蒙分泌均衡。對生理不順的人而言，除了減肥還可調整生理周期，真可謂一石二鳥的好方法。關於生理不順將於第一章說明。

定時法以生理周期為基本，設定最容易瘦的時期及最不容易瘦的時期。

為了避免不必要的努力，而且達到減肥效果，在此先說明生理周期。

女性隨著每個月發生的生理現象，會出現各種身體變化及精神變化。具體變化首先是體溫的變化。女性生理周期分為卵泡期、黃體期、月經期三階段。卵泡期是卵泡荷爾蒙分泌多，黃體期是黃體荷爾蒙分泌多。生理年齡女性均周期性受此荷爾蒙影響。

體溫上是指一定時間安靜時（早晨醒來起床前）的體溫，稱為基礎體溫。定期測量體溫就會發現有一定周期的上下波動。低溫期在卵泡期（包含月經期）附近，約持續二星期。接著體溫稍微下降後急遽上升，排卵就在這前後二天，體溫持續升高的期間為二週（十四天），此期間稱為黃體期。

以生理開始日為生理周期的第一日，卵泡期為十四天、黃體期為十四天，總共二十八天。

排卵日的情況與荷爾蒙的分泌都會造成體溫的變化，只要記錄即可了解二相性的狀況。

若無低溫期、高溫期的差別，即可考慮是否為無排卵性月經。高溫期短、生理周期早、

生理與身體、體重的重要關係

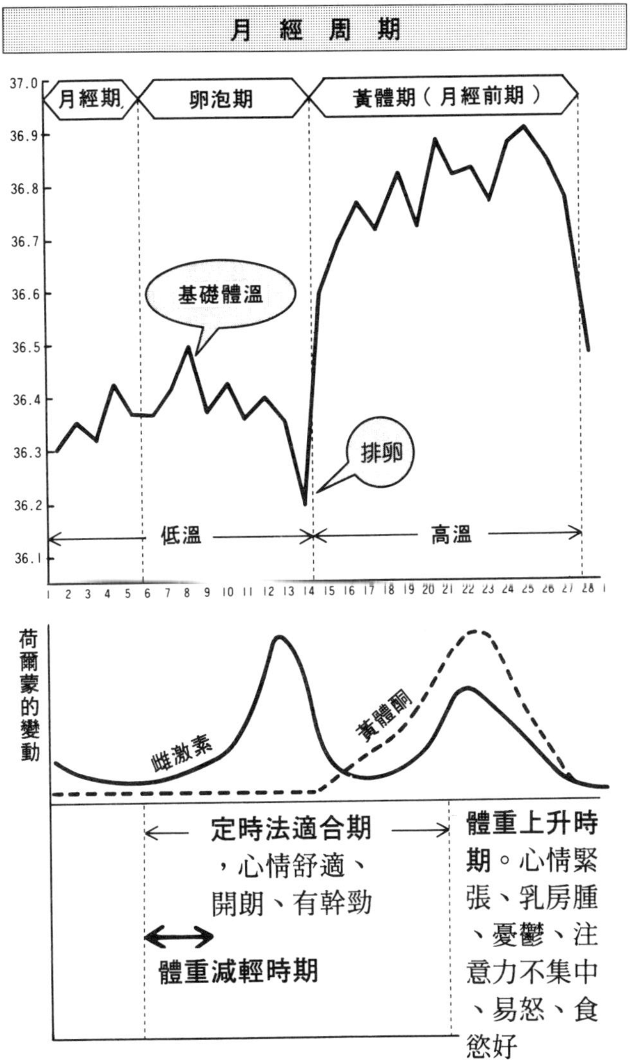

生理時也持續高溫期的情況，視爲荷爾蒙異常。實施定時法，每天必須量體重，而生理年齡的女性們，也最好養成測量基礎體溫的習慣。

量基礎體溫可用婦女專用體溫計，最近市面更出現精巧的機械。為了達到減肥目的，請掌握生理周期，了解最容易瘦的時機。

伴隨生理周期的身體變化另一特徵，是體重的變化。很多人都感覺接近生理期體重好像增加了，的確如此。這個時期（黃體期）是黃體酮分泌的時期，因為這種荷爾蒙的影響，使身體貯蓄水分，容易浮腫，乳房也會出現脹痛感。

這個時期很難瘦，體重有增加的傾向，因此不適合開始定時法。除此之外，情緒容易焦慮、緊張，往往缺乏集中力。在這段期間，請輕鬆度過，不要進行定時法，維持現在體重即可。

當生理期結束，神清氣爽的同時，也最適合開始定時法，這是最容易瘦的時期。實際上，就算你不特別做什麼，體重也會減輕。

已經習慣的人，或因此法已經充分了解自己身體的人，以及男性或停經後的婦女，應該可輕易掌握時機，有生理期的女性則從生理後開始。

男性的場合，體溫如何變化？

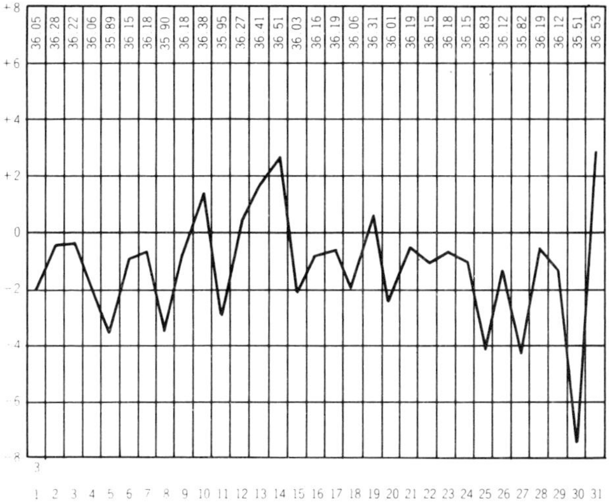

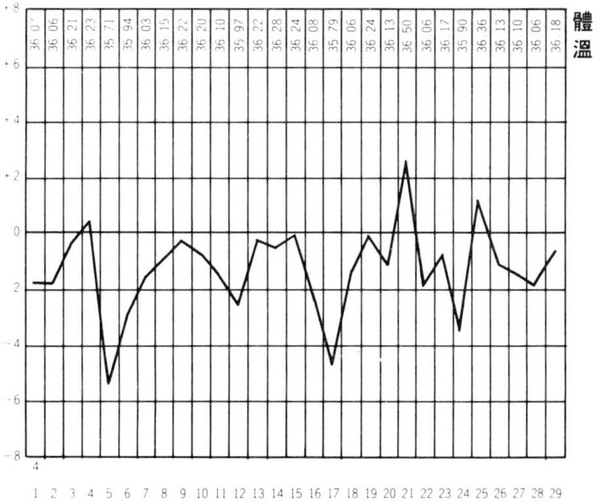

男性與女性的二相性不同，為一相性，體溫變化沒有一定的周期，當然也沒有黃體期。只有身體狀況好壞帶來的體溫變化。可測量當健康的依據。

基礎體溫顯示以下狀況

1 **卵巢作用是否正常**（二相性的確認）

2 **排卵之有無**（發現無卵性月經）

3 **預測下次生理**（高溫約持續二週→低溫→出血）

4 **得知可能懷孕期間**

5 **提早得知懷孕**（高溫持續21日以上）

避免胎兒受到藥物、放射線危害。

6 **掌握流產前兆**

（懷孕3～4個月體溫急降）

7 **確認生產後、流產後身體恢復狀況**（確認二相性）

8 **有助於診斷、治療、檢查**（對醫生而言的優點）

得知基礎體溫與不正常出血、腹痛、分泌物的關係，是治療不孕症的重要資料。

9 **自己了解身體、精神狀況**

了解肉體疲勞與精神緊張程度。

10 **掌握減肥時機（二相性的規律清楚）**

不規則的生活也沒關係

每個人都有自己的生活規律。上班族、自營商、作家……。每天坐在辦公桌前幾乎不動的人；整天在外面跑的人。可以準時下班回家的人；應酬多的人……。

喜歡甜食的人、喜歡杯中物的人、喜歡吃肉的人、一天得喝十杯咖啡的人……。早睡早起的人、通宵熬夜的夜貓子。一天吃三餐的人，一天吃二餐的人……。食物、身體狀況也千差萬別。定時法就著眼於此千差萬別處。

很多人因為生活不規則而感覺困難，但一點關係也沒有，你可以配合自己不規則的生活。

減肥愈是認真、愈是規則，就愈容易失敗，因為這樣會對每日生活造成影響。酒精不行、甜食不行、油炸食品不行……這樣如何與人相處？

理想中依營養調配表進食很好，但實際上都困難重重。第一，我們一天所需要的熱量，就應該依當天行動而改變。

關於這一點，進行定時法就可以因人而異，各自配合自己的最佳時機是特徵。「量體重」、「一週一次在有效日變化飲食」、「配合苗條日做十分鐘體操」——這三次是定時法的基本，但實行時期可配合自己的生活規則。因此，不管多懶的人、只有三分鐘熱度的人，**都可以自然地加入生活規則中**。換句話說，定時法不用改變現在的生活樣式，飲食內容、次數、時間……都不用改。

早睡早起的人，從一大早就飽食也沒關係，寫稿到半夜的人，夜裡還可來一客宵夜，隔天早上十一點起床，直接吃午餐就可以了。

當生活規則發生變化時，可休息一陣子，等生活規則恢復後再開始定時法。出差、旅行、聚會等各種情形。或這星期一點勁也沒有時，不要勉強自己，做不到就不要做，等自己覺得可以開始時再開始。

像這樣，你可以完全依照自己的步調進行定時法，而且可以自由變化。

只不過得注意，停止定時法的那星期，不可以持續大吃大喝。當然不必每天提高警覺，只要在吃太多，隔天體重增加時注意即可。如此雖無法減肥，但起碼可以維持。只要你牢記維持自己的體重，則不論何時你都可再進行減肥。

超重二十公斤、三十公斤也一定要減下來

讀到這裡，我想各位都已經了解，定時法是多麼無負擔的方法了。但一定也有讀者絕望地表示，就算再怎麼好的方法，也不可能讓我減輕二十公斤、三十公斤啊！

那你就錯了。

超重二十公斤以上的人，減肥失敗最大的原因，是在極端限制飲食途中受挫，對身體帶來沉重負擔，在達成目標體重之前，健康已經受損，無法再繼續下去，只好中途死心。

定時法並不是損害健康的勉強方法，就算必須調節飲食、做體操，都只是必要最低限度而已，以一公斤、一公斤慢慢減重為目的。

定時法沒有這樣不行、那樣不行的約束，請以自己的生活優先考慮，從日常生活中掌握定時法。

甜食、油炸食品不好的大誤解

甜食、油炸食品是減肥菜單的大敵——這是一般常識。然而，為了減肥就必須絕對禁止這些食品嗎？沒這回事。

有人一年不碰蛋糕，還是瘦不下來，有人認為沒有甜食人生就缺乏樂趣。一年不碰蛋糕依然瘦不下來的話，和愉快地享受美味蛋糕有什麼不同呢？並不是蛋糕特別不好，即使不吃蛋糕，也許你吃了很多麵包和飯。

嚴禁喜歡吃甜食的人攝取甜食，會造成精神緊張的反效果。

除了飲食調節日以外，吃喜歡吃的東西，可視為心靈的營養。

可能的話，最好當成飯後甜點，而不要當點心。但並不像拉麵這種簡易正餐後的甜點，而是攝取充分營養時，減少主食攝取甜食的方法。如果當成兩餐之間的點心，就要在減少下一餐的主食上下些工夫了。

關於油炸食品，也不必那麼神經質，油也是必須營養要素之一，只是必須依個人年齡、活動量之不同，注意攝取量。

現代生活如果完全拒絕油炸食品，可能在外用餐會受到很大的限制。多吃一點天婦羅就少吃一點飯，這也是方法之一。

多使用植物油的中華料理，不但營養均衡，而且色香味俱全，是減肥最佳菜單。

總而言之，「想吃的食品就愉快地享用」，這就是定時法。

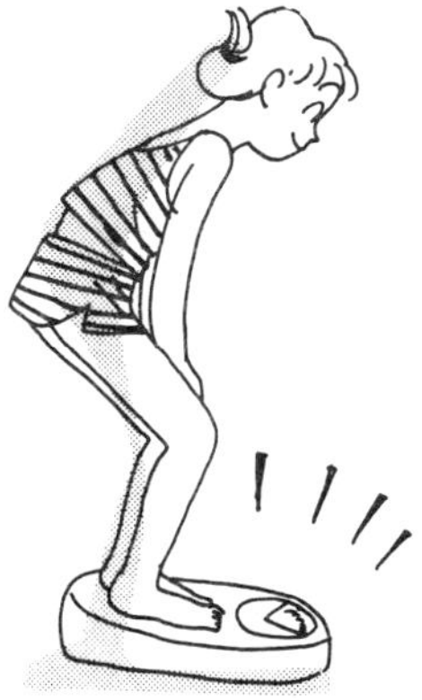

在飲酒中輕鬆減肥

我認識一位新聞記者H先生（四十八歲），酒與不規則的生活是煩惱的主題。他很喜歡杯中物，而且最喜歡喝啤酒，經常飲酒配小菜。興致一起，可以唱歌至淸晨，有時一早六點就到公司上班了。

的確，酒精是妨礙身材變瘦的原因，喝酒的人比不喝酒的人難瘦是事實。但沒關係，我不打算叫H先生「不要喝酒」，只要他一週安排二天，至少一天「休肝日」，以維持健康身體。**曾有女性一週至十天當中要喝五十杯至八十杯攙水酒，結果從八十四公斤減至五十四公斤**。此人平時因工作關係，很難找出休肝日，所以，將週末當成調節日，這天不喝酒，只喝烏龍茶。

另外，不規則的生活也不必擔心，只要配合休肝日，大體上一週實行一次定時法即可，就算是嗜酒者也能擁有規律。

根據我的觀察，嗜酒者多半喜歡泡三溫暖，好像前一日剩餘的酒精會排出身體似的。

但這裡得先提醒你，三溫暖雖可治宿醉，但卻很難讓你減肥。

的確，在三溫暖中讓汗充分排出，可使體重暫時減輕，但只要一攝取水分就立刻恢復原狀。因為抵抗停止了。

但在充分流汗後，不補充水分也不行，否則會造成脫水現象。體溫上升發汗作用旺盛時，不必在意啤酒，因為新陳代謝活潑，所以一杯啤酒沒什麼關係。

只不過，三溫暖不是以減肥為目的，最好認為是為了恢復疲勞，培養明天的活力。

不論何時都可瘦下來

「定時法」不僅僅只有瘦的效果，還有更大優點。

那就是能夠自由控制什麼時候瘦、瘦多少。換言之，自己能設計瘦身規則。

一開始你可能覺得有些困難，但熟悉這個方法之後，自己就可以設計瘦身時機。想瘦的時候、自己狀況允許的時候（嗯！今天應該可以做），就是時機。

例如，整天喝酒的H先生，在不必應酬的日子，便可定為「苗條日」。不必喝酒的時候，注意一、二天飲食。除了主食（米飯）之外，吃到滿足為止。體重減少一公斤時，便加入體操。

定時法大致上以一週一次最佳，但配合個人生活規律，也可能沒辦法定期實施。男性，例如到了月底，應酬喝酒的機會就會增多，因生活習慣及環境關係，使得時間紛亂。另外也有人在第五天體重就減輕了。

另外也有人本來周期是一週一公斤，但偶爾因心情愉快而放鬆、唱卡拉ＯＫ或打高爾夫球使疲勞消除，當晚熟睡、睡眠充足……，結果隔天早上一起床，發現體重一下子減輕了。

實施定時法一陣子後，就能找出自己的型態。

身心疲勞時，可能一週來體重持續上升，飲食調節也沒辦法控制。

當肌肉中的氧不足時，疲勞物質的乳酸會增加，積蓄起來成了疲勞的原因，體重也難下降。這時候做一些恢復疲勞的輕微運動，使肌肉細胞得到氧，乳酸被分解就可恢復疲勞。很多人因為體重無法減輕，就立刻減少進食量，但事實上，體重下不來是其他原因。這時候不妨充分進食，讓身體休息，放鬆後體重就恢復了。

如果了解創造自己「苗條日」的訣竅後，就沒什麼好擔心的了。只要夠掌握自己的身體狀態，就容易找出應付對策。如此吃就不可怕了。

因此，即使時間上有些混亂，使體重暫時增加，也不要太擔心，必須有信心，相信自己一定能控制。**不要害怕吃太多會發胖**。

雖然瘦很好，但也不可能吃一口食物就會讓你恢復以前的體重……。在不安的心情下進食，反而會把自己弄得緊張兮兮。

只要了解定時法、充滿自信，一點也不恐怖。

就算你今天胖了一公斤，只要你配合苗條日實行定時法，立刻可減輕一公斤。了解自己的身體，進而控制自己的身體，會讓你全身散發出自信的光采。

安心的吃，這才是最幸福的。

定時法實踐記錄①

在結婚典禮前二個月減輕九公斤（佐藤百合子小姐　二十四歲）

一年前，我在結婚典禮前進行自擬的減肥法。二個半月從五十五公斤降到四十五公斤，然後訂製結婚禮服。結果因反彈力道強，我反而不斷進食，沒多久立刻從四十五公斤又跳回五十五公斤。

那時候，我得知宮本老師的方法，於是我利用女性荷爾蒙及女性生理周期的方法，開始減肥。

但一開始體重絲毫不減。

「用心做定時體操，怎麼一點效果也沒有？」

原因在於飲食生活。只吃醣類食品，營養不均衡是體重不降的原因。沒經過努力是不會得到甜果的，但即使同樣是努力，也應該選比較輕鬆愉快的方法。這就是定時法。

我的情形是，早餐充分進食，午餐及晚餐簡單些。例如，早餐二碗飯加紅豆、蛋、鹹鱈魚子、水果；午餐吃麵包、水果；晚餐一碗飯加甜點。

體重慢慢下降，結果減了九公斤。現在維持在四十六公斤至四十七公斤之間。掌握時機後，現在已經什麼也不擔心了，隨時可以瘦身。

佐藤小姐一天只攝取熱量八百～一千卡，加上伸展運動減輕十公斤，如此則之後的反彈也不是沒道理。

首先從維持現在的體重開始，然後往結婚大典日一點一滴減輕體重。雖然因為日期逼近而有些急，但只要禮服能穿得下，精神上還是要充裕些。在身心不疲勞的狀態下迎接大喜日。（宮本記）

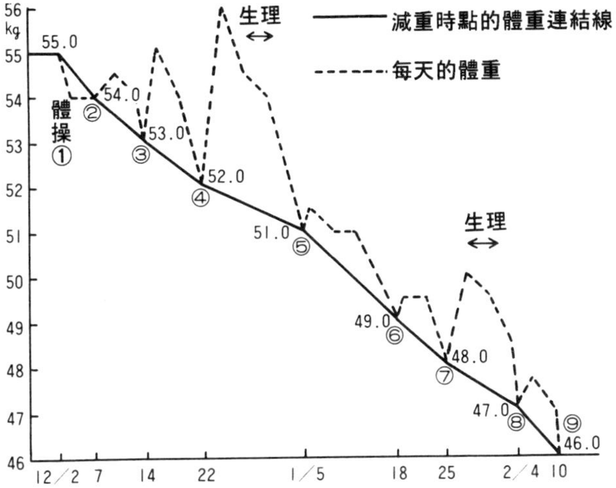

佐藤百合子小姐的體重變化

定時法實踐記錄②

不感覺痛苦地從八十公斤降至五十二公斤（石川禮子小姐　三十六歲）

高中時已經到六十七公斤的我，到目前為止試過不少種減肥法。

二十二歲時藉當時流行的耳朵穴道療法及食物療法，減輕了十公斤。然而就在恢復原來的飲食生活型態後，體重又開始增加，甚至比以前更重……。

結婚生產後，體重大約六十七公斤，心裡始終盤旋著想瘦下來的念頭。

但就在每日生意繁忙、飲食生活混亂的緊張狀況下，不一會兒工夫，體重竟然上升至八十公斤。發現記載在通販目錄雜誌上的定時法，就是在這個時候。不管好不好都要試一試，抱著這種心情入會。

我一開始懷疑，這麼喜歡吃飯的我有沒有辦法持續，但因為二個小

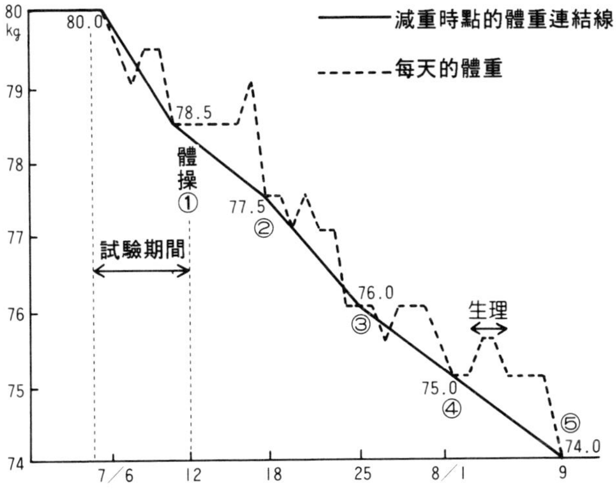

石川禮子小姐的體重變化

孩也都開始發胖，所以我決定試一試，如果成功的話還可以讓二個小孩加入。

好快喲！才一年，我從八十公斤降至五十二公斤。腰圍減少為二十三公分、臂部十五公分，最在意的下腹也縮小二十公分。

連我自己都嚇了一大跳，一點辛苦的感覺也沒有，竟然有今日的成果，真是令人覺得太不可思議了。我決定繼續實行，維持最佳體重。

最初目標為五十五公斤的石川小姐，對定時法有深刻的了解，在自然實踐下得到此成果。

現在介紹靠著定時法減重二十公斤以上的石川小姐，其中一天的菜單。首先，進入定時體操之前的晚餐是「煮雞肉、加入玉米醬的金槍魚沙拉、煎蛋、扁豆」。飯省略。接著隔天進行體操的菜單是，早餐「飯、味噌湯、煮海帶」、午餐「飯、咖哩、煎蛋」、晚餐是「拉麵、肉燥、餃子」。

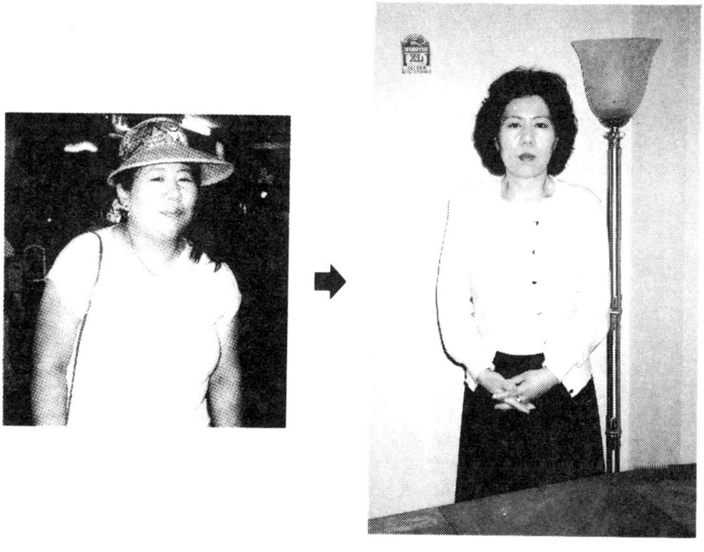

從80公斤減至52公斤

以前往往偏向主食，使每日營養不均衡，現在則什麽都吃，營養足夠。這樣應可維持減肥後最佳體重。

丈夫應該六十公斤才理想，後來以三個月的時間輕鬆減了八公斤。三、四月因為忙碌而中斷，但定時法可配合生活規則隨機應變，所以可以隨時再開始。

利用九個月時間減輕二十八公斤的石川小姐，一定會再介紹二個孩子參加。（宮本記）

第一章

為什麼只在這一天實施細則

——維持健康使體重減輕的「定時法」新事實

考慮身體狀況的定時法一點也不勉強

定時法說穿了就是發現你本身的「苗條日」。接著進行「食物調節」與「體操」。

「苗條日」的周期因人而異，此處以一週一循環的人為例。

為了使各位容易明白，初試者最好吃先從容易掌握「苗條日」的生理後開始。

對於初試者而言，為什麼生理後最好呢？因為女性在生理後進入容易瘦的時期。如二十九頁所述，生理前至生理開始時是黃體期，受黃體酮荷爾蒙的影響，身體囤積水分，在體重上呈現不容易減少的狀態。到了生理結束，體重也恢復原狀。

因此對初試者而言，生理結束後開始定時法最好，容易掌握下一個規律（苗條日）。

在此瘦身最佳時期的生理結束日——首先試著調節飲食，只有這一天在食物上稍微下工夫。具體而言是不要主食，充分攝取肌肉、骨骼必要的營養。

像這種在食物方面下工夫，我不稱為限制飲食，而稱為「調節飲食」。各位必須注意，

一週一次不勉強的計畫

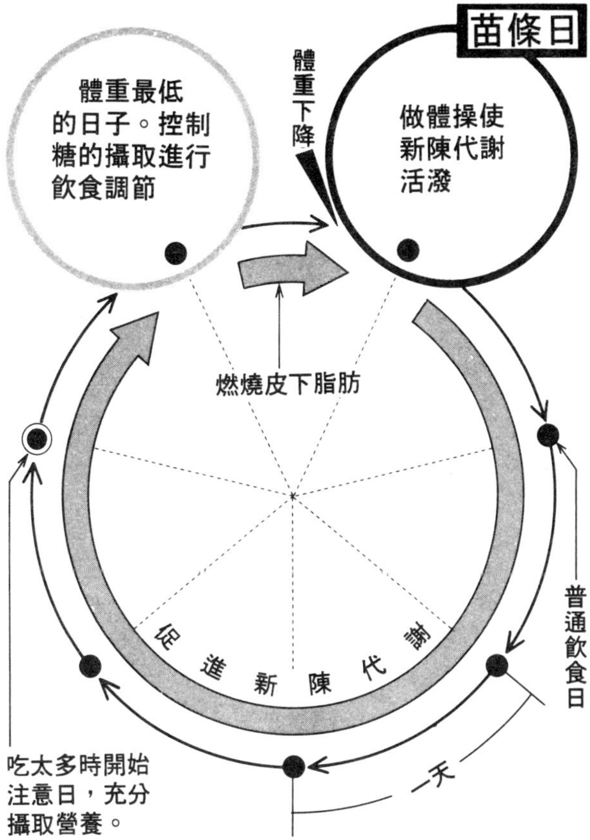

以一週一次周期體重下降的人為例。此人只進行一天飲食調節→燃燒皮下脂肪使重減輕。隔天苗條日的體操→促進新陳代謝，繼續維持現狀→至下次飲食調節期間都可過普通生活。

不是減量，只是改變內容。

為什麼要進行「調節飲食」呢？

平常我們吃飯後不久，就從食物中吸收能量、活動。如果減少能量的補充，在食物中減少成為活動能量的醣類，就必須使用積蓄的能量。因此，只要節制飯、麵、麵包、甜食，快的人一天就可減輕一公斤，慢的人二、三天也能使體重下降。

換句話說，就是**從食物中抽掉醣類的結果，使體內能量源不足，於是皮下脂肪當成能量開始燃燒，造成體重減輕。**

早上量體重發現減輕後，就在空腹時進行定時體操。除了飯後不宜之外，隨時都可以，因為這一天就是「苗條日」。

那麼，為什麼要做體操呢？

因為做體操能增進體內細胞的新陳代謝，使開始燃燒的皮下脂肪活性化，完全轉變為能量。

調節飲食後減輕一公斤，如果你又像平常一樣攝取醣類，那體重馬上又會恢復。但如果**在降低一公斤時稍微給身體一點刺激，讓新陳代謝比平常狀態活潑，即使你恢復普通飲食，**

從生理規則得知苗條日

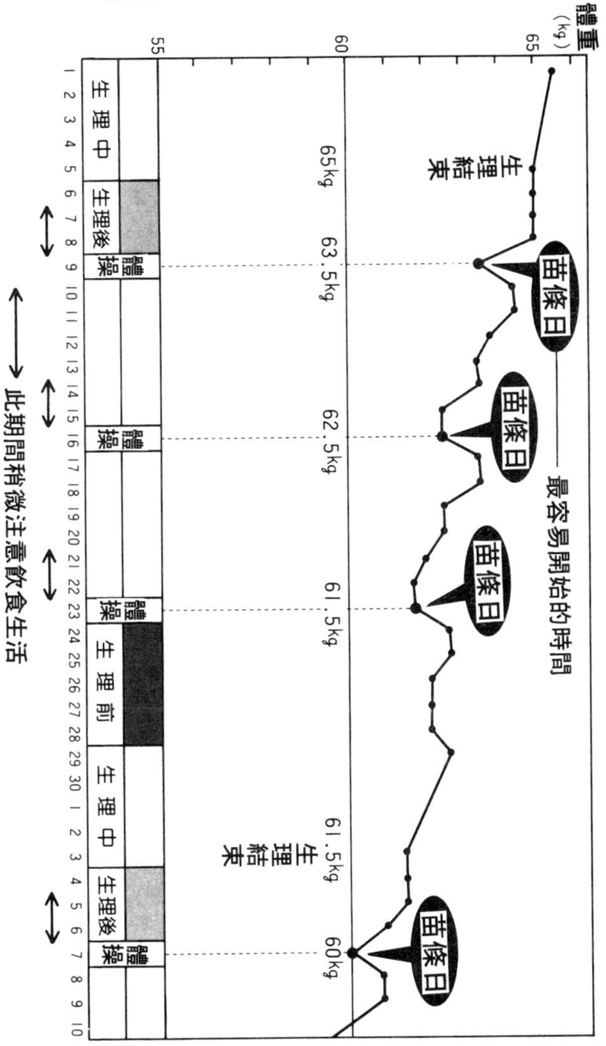

生理後身體輕快時——這是易瘦的重點。生理結束就開始調節飲食。一、二天後體重減輕時，這一天就是你的苗條日。

吃下的食物也容易被消耗，所以減掉的一公斤不會再恢復。換句話說，你能夠一直維持這種減輕一公斤的狀態。

具體方法將於第二章敍述。雖說可以維持，但體操後的體重不安定，一般而言，多半是暫時上升。但不必擔心，就算你恢復普通生活，四～五天後就會回到體操日減少一公斤的狀態。而在這種狀況下再度進入飲食調節，減少能源補充，開始使用皮下脂肪，進行體重減輕的體操，讓皮下脂肪完全變成能源。

如何？了解了嗎？

也許有點困難，但定時法的確有科學根據，是順應身體規則的方法。

一次減一公斤，共減了四公斤（石川禮子小姐之例）

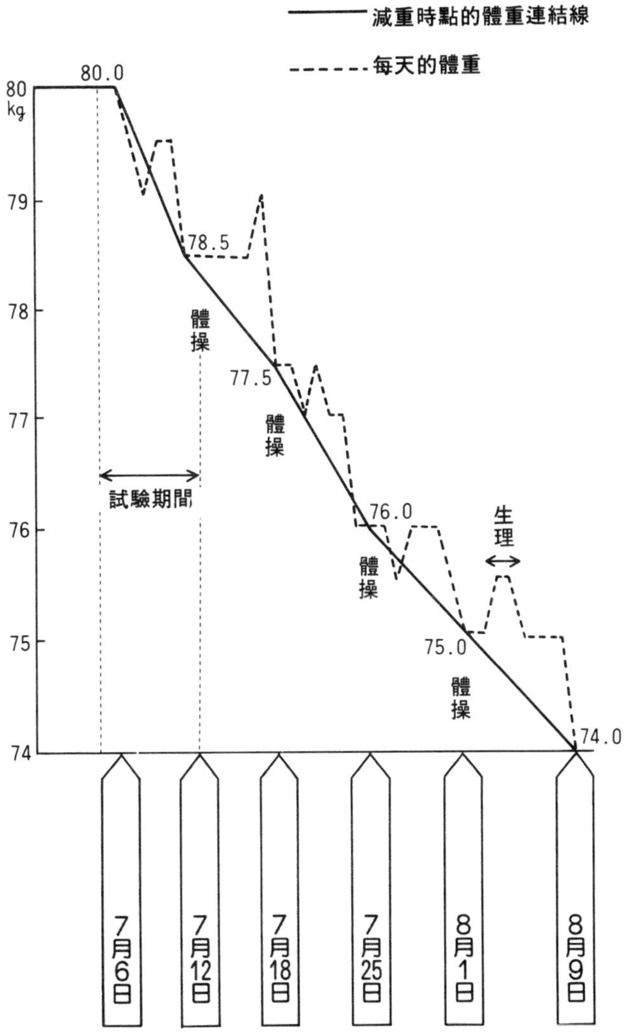

為什麼「調節」飲食即可

定時法並非靠做體操減肥，而是對皮下脂肪刺激，使皮下脂肪當能源消耗，像這樣，大約一星期就可減少一公斤。

暫時控制能立刻成為能量燃燒的碳水化合物（醣類）攝取，使蓄積在體內的脂肪當成能源燃燒，以一次減少一公斤的大目的前進，調節飲食——這是定時法的食物效果，也是定時法的第一步。

而且這和節食不同，並沒有改變飲食方式，只是變換組合而已。這就是定時法的「飲食調節」。

大家都知道，「節食」是想吃的東西也不能吃，必須忍耐食慾。結果會造成慾求不滿的狀態，神經容易緊張，使得荷爾蒙作用低下，除了多餘的脂肪外，連體內細胞活動力也降低。許多人甚至因為長期緊張而罹患胃炎或脫髮症。

但「飲食調節」的情況，並不減少食物總量，只是改變內容而已。因此，不必「忍耐」，也不必因緊張而煩惱，而且**調節飲食的時間，一星期只需一、二天即可。這種方法不像「節食」般會因沒恆心而陷於絕望心情**。除了飲食調節日以外，其他五、六天都可以自由進食，再也沒有比這更好的了。

本來，人只要補充自己活動所燃燒的能量，就絕不會發胖，只不過現在不只要維持現狀，還想減少脂肪，在這種情形下，定時法便是最佳選擇。

為什麼不可以採取極端減食所造成的空腹狀態呢？因為胃感覺得出空腹，肚子好餓不是身體的感覺，而是胃的感覺。

胃感覺空會使胃液中的胃酸加強，造成胃部不適，這是導致胃炎的原因。如果再加上精神上的緊張，節食真的非常危險。

「想吃什麼就吃什麼」的理由

想吃的食物＝身體必要的食物。這是我的想法。

以健康為前提的原則下，當然應該配合身體狀況選擇食品，但我們並不知道現在身體需要什麼。我們的生活中有寒暑，一天當中有工作的時候，也有休息的時候。

即使現代冷暖氣設備完善，不論家庭或辦公室都感覺不出明顯的溫差，但很自然地，夏天仍有夏季食物慾求，冬天仍有冬天食物慾求。夏季想吃冰冷食品，藉此調節體溫、補充水分後，精神也振奮不少。

當空腹時，好惡姑且不論，應該大多數人想吃飯團甚於吃沙拉。疲勞時吃醋食品感覺舒服。頭腦空空、思考力弱時想攝取糖分。這些都是自然慾求。從這種現象來看，對身體而言的必需品、不足品，會從食慾表現出來。身體不斷地分解、合成，以維持生命的活動。因此，**不要計算細微的熱量**，以自己的食慾為主體，配合當天活動量求取平衡即可。

這種偏食也可以做

「我討厭吃肉。」

「我最怕吃魚。」

「紅蘿蔔、菠菜好難吃。」

我想這絕對不是先天的，但事實上，偏食的人何其多啊！

定時法只要不是針對成長期男女，並不會要偏食的人吃他所不想吃的食物。因為偏食就是自己的身體並不特別要這種食物，如果勉強吃下去，只會造成身體反抗、精神痛苦而已。

現代人已經營養過剩了。因此，只要不是只吃喜歡的少數食物，一點偏食沒什麼關係，不喜歡食物中的營養素，可以從其他食品充分攝取，不必太在意。

「我只吃飯」、「我一天不吃馬鈴薯就活不下去」、「拉麵才是我的生命……」像這種偏食的人一定不少吧！定時法也能夠讓你瘦下來。

討厭運動者順利進行的秘密

只要我活著，就必須使用身體，即使不動光是呼吸也要消耗能量、吃飯也要消耗能量，運動所消耗的能量更大。

因此，需要能成為能源的飲食。但當補充能量大於使用能量時，能量便積在體內使體重增加。

在此雖然要各位運動，但沒時間運動，或討厭運動的人怎麽辦？悲觀、絕望？定時法可以解決這種煩惱。因為只要適當飲食調節與適度體操配合即可。

如果光是靠節食運動燃燒皮下脂肪，就真是太辛苦了。同時，絕食、減食與日常生活的落差也大，首先就是對健康不好。但飲食調節只是一週一～二天控制主食（醣類）攝取（也不是每一餐）而已，其他隨你想吃什麽就吃什麽，幾乎沒有負擔。

再加上定時體操當做刺激，這是誰都能做到的，不會對身體造成負擔。

就這樣，每週燃燒一公斤的皮下脂肪，促進體內細胞的新陳代謝。

值得注意的是，**每週一次的刺激運動，如果進行得太過頻繁，成為習慣性刺激後，就喪失效果了**。所謂刺激並不是什麼激烈的體操。

當然，比起經常做運動、運動神經發達的人，難得做運動的人較容易接受定時體操的刺激。這真是最適合「討厭運動」者的好方法。

一再減肥的人「先吃」

以前一再辛苦減肥的人——。

我膽敢請你恢復普通飲食。

因為一般減肥節食法，在定時法看來反而有害。定時法是從充分攝取食物營養開始，對於進食不充分者，定時法無法發揮效果。

我的說法和一般人的說法相反，大概不少人感覺驚訝吧！

但正是如此。以前一再減肥的人恢復普通飲食，當然會使體重暫時增加，但定時法必須從回到飲食規律開始。自然飲食對於瘦身後的人而言也很重要。節食的人請恢復正常飲食，這是基本線。

你不會因為突然吃多了，就馬上重三公斤、五公斤，所以請安心吃吧！希望各位先認識此事，如果害怕這麼做，你就永遠瘦不下來。

平常活動當然使用能量，而攝取食物時，能量消耗也會增加。消化吸收時，因胃腸蠕動而需要能量。實際上不如說是為了處理被吸收的營養，尤其是蛋白質而需要能量。攝取蛋白質後的四～五小時，這種作用最高，據說可消耗攝取熱量的三〇％。像這種被消耗的能量絕非浪費，而是被用來維持體溫，在寒冷環境中，尤其希望攝取高蛋白食品。

有人「不喜歡油炸物、肉類」，只喜歡吃飯，這種人**只要減少飯量、吃些肉（當然要與其他營養素取得平衡），就可使體重減輕**。

即使以飯為主食，但只要一天的總熱量少，體重就可減輕。但現在的精白米，再怎麼吃也營養不夠，從健康方面考量，糙米均衡性較佳。

為了健康減肥，輕鬆、自然最重要。一直節食減肥的人，請在倒下之前恢復原來的飲食生活，進食維持現在體重的量。

以前極端拒絕油膩的人，突然吃油反而會造成胃部不適，甚至出現嘔吐情況，但只要慢慢以均衡營養為考慮攝取食物就沒什麼問題。為健康著想，從食物中充分攝取營養是不可或缺的。

不會造成厭食症、過食症的方法

關於厭食症和過食症也可說是相同的事。

尤其是得過過食症、厭食症的人，都只是不停地計算食物熱量，這些人過於神經質，大多是拘泥小事的人。如果自己不了解就一點辦法也沒有了。

因為是這種類型的人，所以在不斷減肥中，不但把身體搞壞，還把神經弄得亂七八糟，結果就成了厭食症或過食症。

這種人有必要重新調整想法。

人體規則的混亂也有一定限度，一天飲食所造成的肥胖頂多一公斤，而一公斤也可以是一天的消耗量。每天飲食過剩造成脂肪囤積，是很麻煩的事，但只要在過剩飲食的隔天減少主食，維持營養均衡、讓身體動一動，一定可以恢復原狀。這仍然是組合的問題。

自己自在設定「苗條日」

「瘦身時機」本來就不是靠「掌握」，而靠「創造」。只要習慣定時法，了解自己日常生活規則、身體規則，就可以自在地創造「瘦身時機」。換言之，「苗條日」不是找出來的，而是創造出來的。

因此，從開始飲食調節日，至進入苗條日（體操）的日數，必須確實掌握。另外，也應該充分掌握從體操日至飲食調節日的平均日數。

這就是你身體的基本周期，了解這個周期後，你就可以自由自在地創造苗條日、隨心所慾控制。到這個地步就萬萬歲了。即使突然因工作、聚會關係而使身體周期中斷，只要能創造下一個定時時機，不論何時均可瘦身。如果做不到，就從下一次生理結束日開始。

我一再重複，女性生理後是調節飲食的大好時機，平常可以偷懶一下，只有這個時機絕對要掌握住。加油！別讓大好機會溜走。一旦自己能夠創造時機，就不會再發胖了。

徹底享受旅遊歡樂

讀到這裡應該已經安心的你，是不是還有一絲絲不安？

飲食調節日如果碰上旅行怎麼辦？

旅行中的飲食的確很美味，尤其是溫泉之旅，從一大早就想盡情享受美食。這時即使你正在實施定時法，也請放鬆一下。

如果飲食調節日正好碰上旅行期間，可將飲食調節日往前延伸一下。以難得旅遊為優先考慮，既然出外旅遊，就請盡情吃喝玩樂。

雖然說單獨旅遊不會影響他人，但出門在外還得小心吃這個吃那個，真是掃興。

飯店的餐點或宴會餐，不但營養均衡，也有許多平常吃不到的美食，內容很豐富。

工作方面的規律和旅遊時的規律不同，雖然大吃大喝回來，意外地體重仍不增加。

如果多了一公斤，也不要太在意，例如你去滑雪，滑雪這項運動會對你的身體產生過剩的刺激。

換句話說，你的身體會很疲勞。搭夜車更是如此，身體硬綳綳的。

這時和平常身體條件不同。身體條件不同時，即使體重增加，也與飲食方式幾乎無關，就算你不吃大餐一樣會發胖。

一早泡溫泉、吃飯、徒步旅行……，做與平常不一樣的事情時，身體的條件必定不同，這時候最好與大伙兒同樂。

遊玩歸來後，發現多了一、二公斤，也放置一、二天，因為這是與飲食法無關的體重增加。等你恢復疲勞後，體重應該也可復原。

不，很可能體重會下降至比旅遊前還低，苗條日往後延二、三天，這是調節飲食的機會。當你遇到特別事情時，最好等你的生活規律復原後，再回到本來的身體周期比較好。

人生還很漫長。

沒必要為了減肥而犧牲快樂，況且犧牲後還不見得會瘦，還是先享受愉快吧！

過年過節也是一樣。

月餅、年糕……。上班族放假、學校也停課，生活條件與平常不同，所以不要太在意。

傳統菜色都很美味，仔細分析起來，年夜飯的營養最均衡。

也許年假結束後胖了二公斤，但只要開始上班、上學、搭車搖搖晃晃到公司、學校，恢復日常活動後，就可減少一公斤了。

還剩下的一公斤怎麼恢復呢？這時就利用飲食調節和體操減重吧！

瘦身是一件愉快的事，絕對不是苦差事。

瘦身當中也可調理生理不順的毛病

不少人因減肥而使生理停止，這是因為女性機能低卜而導致的生理周期異常。女性方面脂肪極端減少及荷爾蒙混亂，會引起無月經或生理不順。

這種狀態長久持續，會使身體規律出現異常，產生肉體、精神方面的惡性循環。

這種緊張很可能造成厭食症、過食症等與性命有關的不良結果。當生理停止時，改善減肥方法就可使機能早日恢復，但如果精神不安的狀況持續，則不論怎麼改善都沒用。

這種人極端拒絕食物的傾向強，而定時法基本上讓你對「吃」這件事抱持安心感。如果你不吃，生理就絕無法恢復。

醫師注射藥物會讓你的生理恢復。但如果你反覆這麼做，就會喪失自己恢復力。

應該先給自己力量，再讓身體的規律恢復。

生理停止的人實行定時法，是不是就立刻能達到瘦身目的？答案是否定的。定時法在女性，是應先確定生理周期後，才配合實施定時法。

如果沒有生理期，就不知道規律，所以一定先改善根本問題。

改善方法首先是中止現在進行的減肥法，接著慢慢從食物中培養食慾、安心地進食。體重暫時增加是必然的，但並非極端增加，所以大可放心。這種放心的心情是很重要的條件。

吃了以前不吃的肉品、煎炸食品後，原本不動的體重隔天卻下降的例子很多，這就因為代謝能活性化的緣故。

體重下降時，透過定時法的基本型，在「苗條日」進行體操。不過無生理的人，最大特徵是無法創造下一個規律周期。這時候如果你只焦急地想要減肥，情況很難改善。

不要忘了先以自己恢復生理為目的。

飲食調節是基本型態，只要實行，體重多多少少會出現變化，所以基本上在體重下降時做體操，調節飲食使體重減輕，之後再恢復原狀的型態持續進行。在體中不變當中，一週一次或五天一次體操，如果飲食調節無法使體重下降，則固定一週做一次體操，這種情形的飲食調節只要一天就夠了。

藉著這種規律使身體活性化，營養足夠之後，不但體力足，肌膚美，心情也開朗，生理當然開始。

但生理開始時，周期並不安定，所以請配合量基礎體溫實行。如前所述，生理正常女性的體溫呈現二相性，低溫期十四天，高溫期十四天。排卵則體溫上升，這種現象可以確定排卵之有無，無排卵女性的基礎體溫，為無低溫期、高溫期區別的一相性。

藉由基礎體溫的記錄，可以判斷生理狀況，也可以目己確認。以三個月的時間來使生理恢復。就算這期間體重增加，但因為身體規律已經調整好了，所以無論何時均可開始瘦身，請別擔心。

在我所指導的女性當中，有人出現有趣的現象。因減肥而瘦到四十五公斤的她，生理停止後就不再繼續瘦了，苦惱之餘來電說明狀況。我請她試試我的方法，不料隔天她又來電表示「生理來了」，她嚇了一跳，我也嚇了一跳。根本什麼事都還沒做，昨天在電話中長談，只是說明而已，但因為本人抱持很大希望，這種希望確實也發揮了極大的力量。

人的精神力量可以控制身體規律。

便秘體質瘦不下來是騙人的

很多女性表示自己是便秘體質，所以瘦不下來。

原因不僅是食物而已，幾乎都是緊張造成的。有人因不願上公共廁所而便秘，也有人因出外旅行生活規律改變而便秘。

但不能說因為便秘所以瘦不下來，這大部分是自我安慰的說詞。之所以膽敢如此斷言，是因為在指導學生中，就有嚴重便秘者成功減掉十八公斤的例子。

當然，並不是像說一句話這麼簡單。此處不得不先了解緊張原因，以及化解先入為主的觀念。這個人反正「這樣不行」、「那樣也不行」，自己定了許多禁止事項，弄得緊張不堪。

在這種情況下，我先請他做體操，尤其是對腹部施壓的體操，等出現效果、心情放鬆時，再勸他多吃中國菜。中國菜是植物性油、蔬菜豐富，是均衡性很好的飲食選擇。

隔天很順利地排便。沒有因為便秘體質，所以瘦不下來的說法。

男性不論何時均可創造苗條日

比起女性，男性創造「苗條日」容易多了。

因為男性沒有像女性般微妙荷爾蒙的作用，只要身體狀況好、沒有喝得爛醉、立刻回家——這一天就可以當飲食調節日。大吃大喝當天及隔天都不要當飲食調節日，因為無法期待「飲食調節」效果。

但也不是說飲食調節日以外的日子都不能喝酒。

交際應酬喝酒是難免的事。

比男性不容易創造苗條日的女性，也有在飲酒的狀況下實行定時法而瘦身的例子。所以男性做起來很簡單，不要把這件事想得太困難，只要你不喝酒那天，就可進行飲食調節。

對於上班族而言，星期六乃是「調節飲食」的最佳時機，隔天星期日還可慢慢休息。

具體方法將於第二章說明，主要是減少週六晚間及週日的主食，以攝取三大營養素為主。這樣下來，週一早晨應該可以減少一公斤左右。只要十分鐘定時體操，你每週就可減輕一公斤。

另外，像美容師這種週六、日不休息的工作，可選擇在自己的休假日調節飲食，充分攝取營養後使身體休息，隔天早晨做體操。

沒有真正肌肉太硬而瘦不下來的人

我常遇到從事運動工作，表示肌肉太硬而瘦不下來的人。

肌肉太硬很難瘦——你相信嗎?

專業運動選手不得而知，一般人幾乎沒有肌肉太硬的情形，多半是本人這麼認為而已，其實肌肉與肌肉之間還夾著脂肪。

這種人到醫院躺個幾天，肌肉就鬆弛了。根本不必擔心肌肉太硬的問題。

減肥要一步一步來

不要妄想利用定時法「一口氣減肥」，因為那必定出現反彈。不論是誰，減重目標是一星期一公斤。體重八十公斤的人也好、五十三公斤的人也好，都以一星期減一公斤為原則。

體重八十公斤的人，並不是因為心臟比瘦的人大，反而肥胖者的心臟負擔較重。所以不能說瘦子一星期減一公斤、胖子一星期減三公斤。只有一公斤、一公斤地慢慢往目標前進，才能在到達目標體重前毫無挫折，雖然較費時間，但確實能享受瘦身樂趣。

比起肥胖的人，不是很胖或沒有減肥必要的人，要減輕體重就比較麻煩了。

例如，體重四十五公斤的人心想，「我年輕時都維持在四十二公斤，真想再像那時候一樣」。並不是因為肥胖，只是依自己理想希望減少三公斤，這非得充分掌握時機不可。

這類型人的目標必須設定小一點，一般人一週一公斤，這種情形五百公克就夠了。

不太胖的人想減肥比較困難。

必定出現結果的定時法

「定時法在幾個月之內可以瘦幾公斤？」

常常被問到這個問題。

不是幾個月的問題，現在是一次決勝負的時刻。**一次就能出現結果，有結果後還要持續進行**。在不改變體調或生活的狀態下實施，一定會出現結果。

瘦身不是為了誰，而是為了自己。

只要開始一次，就必定要看到成果，這種心理準備很重要。

如此一次又一次累積，十次減少十公斤，連續十週就可減少十公斤。

在這段期間，可能遇到工作不方便、旅行等原因而無法實行定時法，所以我沒辦法回答「幾個月能瘦幾公斤」的問題。不要問幾個月瘦得下來，反正每進行一次就可看到一次的成果。這才是充滿遠景。

定時法實踐記錄③

危險的十幾歲減肥（小林陽子小姐・十七歲）

我曾接到一位高中女生來信，表示一心一意想減肥，而嘗試過各種方法，結果造成生理停止、緊張、厭食、精神不安等。（宮本記）

「我曾經以自己方法進行抽脂減肥，現在一直維持體重。但精神上一直處於緊繃狀態，與人交往也不順利。因為我很怕發胖，所以從沒中斷過減肥工作。老師的方法讓我感到很自由，電話請教也都能得到親切的答覆，非常感謝！我很想從目前這種緊張的減肥生活中跳出，請幫助我。」

「我在減肥之前食量很大，不但正餐多於一般人，還喜歡吃零食。國中二年長不到一公分，體重卻增加十公斤，達到五十二公斤。

我從國中三年級下決心減肥，一開始只不吃點心，暑假開始限制食物攝取。從熱量表計算，大約一天攝取七百～九百卡。到暑假結束時，減到三十八公斤，熱量也減至五百卡。

開學後雖然想把營養午餐吃完，但頭腦裡始終計算著熱量多少卡，所以食物幾乎吃不完。要減到三十四、五公斤的話，只能攝取三百卡熱量。

我照書上指示，只吃特定食物減肥，沒想到卻比以前能吃，精神上的痛苦依舊。

不能和朋友一起逛街、旅行，也不能吃學校營養午餐。最初母親非常生氣，現在差不多也死心了。後來，我降到三十二公斤。停止書上指示減肥方法後，又增加到三十五公斤，但我還是害怕吃油膩食品，每餐計算飯量的老毛病始終改不掉。

有一天聽見老師表示『像一般進食』，但我還不敢實行，因為我好怕進食後又回到四十多公斤。現在一天吃一千卡左右。」

「好久沒聯絡了，那時我的心情可說是一片灰暗，但一年半後的現在，我已經完全站起來了。那時候曾因反彈而大吃特吃，但即使肥胖也能夠自在地生活，真的感覺很幸福。

依老師指示，『就算胖了也別怕，反正有定時法』，我才能以愉快的心情面對生活。我現在用功讀書，打算明年四月進東京的大學。但還是胖了一些，希望重新實行定時法減肥。」

成長期的減肥問題，只要一步踏錯，就很可能走到死亡邊緣。小林小姐瘦到三十五公斤之後，便開始拒食，被雙親責罵、學校也上不了，到了依賴鎮靜劑的地步。為了從這種狀態出脫，培養本人意志很重要。

對於本人而言，瘦才使人生有價值。必須讓她了解，依本人意志力恢復體力與健康後，才能進行減肥方法，而進食就是最基本的方法。培養自信才是最佳解決策略。（宮本記）

定時法實踐記錄④

母子二代的定時法（綾部昌子女士、清登小朋友・五歲）

兒子清登從進入幼稚園開始發胖，因為還小，身高也有成長，所以不怎麼在意。

但四歲時十八公斤的體重，到了五歲已經到達二十九・五公斤，我才開始擔心起來。

當我和醫生商量時，得到的答案是，「你太早讓他過量進食」。另外他還有支氣管的毛病，經常因咳嗽、發燒而睡不好。如果再繼續這麼胖下去，可能影響身體健康，我對孩子的未來充滿不安。

於是找宮本老師商量。我本身在婚前實施定時法，從七十九公斤減到五十五公斤，所以我很信任宮本老師，也請宮本老師幫清登。

清登非常喜歡吃飯、麵類，幾乎不吃點心。平常小孩喜歡的巧克力

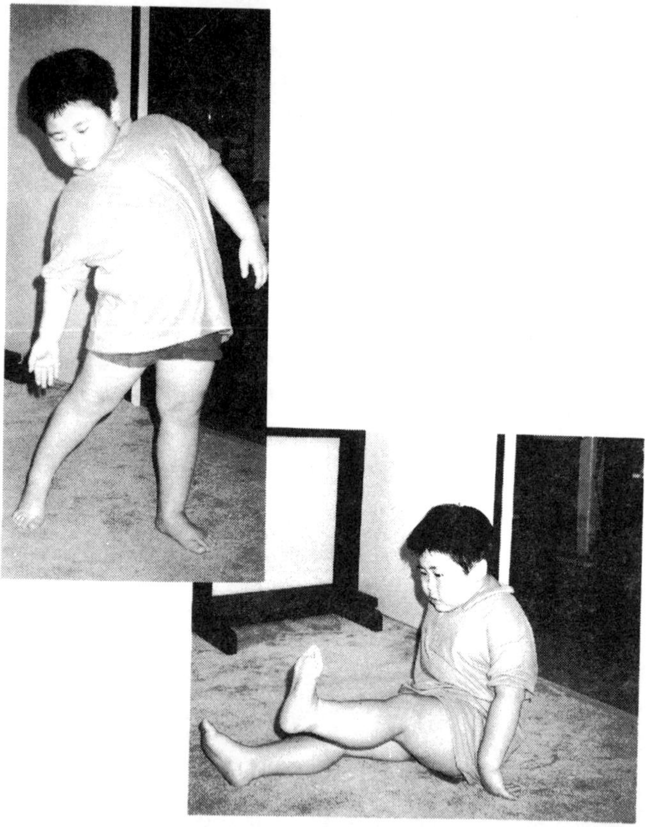

、冰淇淋、糖果、餅乾等，他倒是沒什麼興趣。

因此，要減少平常飲食中的飯量很困難。這時不僅要努力增加營養，還要配合身體狀況，在家中進行定時體操。

在控制主食的日子，就讓他盡情地享受喜歡的副食。除了果汁以外，讓他喝大量開水、麥茶、牛奶等，以滿足水分攝取。

在體重稍減日注意飲食，隔天則進行體操。因為正值成長期，所以以維持現在體重為目的。增加一公斤時，就盡量做體操恢復。

如果那時候放任不管的話，我想他現在不知道幾十公斤了。

還好，這二年來，他長高十三公分，但體重只增加五公斤。定時法不僅適合成人，對於像清登這樣的小孩也很有效。我的孩子現在愉快地成長，由衷感謝。

第二章

每個月四公斤，創造「纖細體質」

——絲毫不勉強但卻更有效的定時法菜單及體操

定時法基本實踐法

肥胖是因為皮下脂肪堆積，所以想要「瘦」的人，就必須使皮下脂肪當成能量燃燒掉。我想各位都已經了解，定時法是能輕鬆燃燒皮下脂肪的最佳方法。至於實際方法，就在第二章說明。

了解自己的「苗條日」

定時法首先得找出自己的「苗條日」，了解自己的類型。這得由事前每早量體重，觀察體重變化而得知。在此以標準（一週一次苗條日的人）為例，開始說明實施方式。

「飲食調節」與「定時體操」

定時法因人而異，大約一星期的周期中有二座「山」。此二座「山」以外為普通生活日。

將第一座山視為「飲食調節日」，第二座「山」為苗條日，進行「體操日」。
第一座山是為了製造苗條日的第二座山。

女性以生理結束日開始較容易

定時法從妳的生理結束日開始最容易。
生理前因生理（排出）的關係，子宮內堆積水分，是不容易瘦的狀態，排出結束則是最容易瘦的時期。因此，生理結束日是「第一座山」，生理前增加的體重復原，在此進行飲食調節。
控制米飯、麵包、麵類（烏龍麵、蕎麵、拉麵）等主食與碳水化合物類。其他食品則隨便吃。詳細方法容後詳述，此處省略。

「苗條日」放在一、二天後

進行「飲食調節」時，當成活動能源最必要、最容易消耗的醣類補充要減少。
第一章已經說明過了，當能源不足應付活動量時，已經積在體內的皮下脂肪就會成為能源被活用。

因為積在體內的皮下脂肪被當成能源燃燒，所以體重會減少一公斤。快的人在飲食調節日隔天、慢的人在二天後，體重會減輕。

這天就是「苗條日」，也就是「定時體操」的日子。早起量體重發現少了一公斤時，便在空腹狀態下進行定時體操。約十分鐘輕量運動。

為什麼這時候做「定時體操」？

飲食調節以即效性為目標，不要連續二餐攝取主食，中斷容易被當成能源燃燒的碳水化合物之補給。這時貯藏在體內的脂肪便會燃燒，使體重減輕。

「這麼說來，每天調節飲食不是更有效？」

這麼說也許沒有錯，但那不是和傳說「節食減肥」一樣了嗎？

你不可能每天不吃米飯過活吧！

生在拿筷子的國家，再怎麼說都是以米飯為主食，而且麵類也很好吃。

定時法只在一週內限制米飯、麵類一、二天而已，應該不需太大耐力即可達成。

「飲食調節」中，使用身體能源，少量醣類容易被當成能量燃燒而不堆積。尤其是隔天，在體重下降狀態的空腹時，創造讓堆積脂肪完全變成能源的條件，使脂肪也開始燃燒。此時加上體操刺激，使皮下脂肪完全變成能源。從下降一公斤的狀態至燃燒脂肪，同時也提高新陳代謝的水準。

這時如果不做體操，恢復一般飲食，則在皮下脂肪未完全轉變為能源、新陳代謝未促進前，就補充容易消耗的能源（醣類），多餘的脂肪就出不來了。

如此一來，體重立刻恢復原狀，如果吃多了，體重還會增加。想瘦身的話，還是要在苗條日空腹時做體操，才能在下次進食中減下一公斤。

從此時到下次「飲食調節」的四～五天中，依平常飲食型態進食。只不過為了瘦身，如果你總是過度飽食，當然不可能達成目的。這餐吃太飽，就調節下餐或隔天飲食。

體操後二、三天，體重也許會增加（一公斤左右），或者體操後隔天減少。總而言之，進行體操那天，身體應該會出現發熱、不斷喝水、很好睡等和平常不太一樣的感覺，隔天早起更可能出現局部痛感。和生病不同，這種感覺反而令人感覺舒服。體操生效了！

反之，如果對於刺激沒什麼感覺，只是有一點清爽，覺得體操還不錯的話，就是程度不足，乾脆不要做。

但若隔天體重下降，卻毫無疼痛，就請再認真地做一次體操。之後第四、五天，體重和做體操日相同之時，再進行飲食調節。

如果到了第五天，體重還是居高不下，那很明顯就是吃太多了。這週還要再加入其他運動，在疲倦狀態下，體重不會復原。利用這種方式調整身體狀況之後再調節飲食。

接下來重複這種周期，你已經可以在不勉強的情況下，確實一週減少一公斤。

摘要整理——

a、生理結束日為定時法開始日。男性或停經婦女在身體狀況佳的時候進行。

b、這天開始「調節飲食」。

c、「飲食調節」一、二天（並非每餐都不吃主食）。體重少一公斤那天為「定時體操日」。

d、體操日開始後的二～三天，體內新陳代謝活潑，所以可以安心進食，之後一直到飲食調節日都可維持一般飲食，但特別注意不要吃太多。

飲食均衡最重要

既然以使皮下脂肪燃燒為基本，是不是一開始就要拒絕一切油脂食品？事實上，油並非成為直接脂肪，油也是營養素之一，完全切斷油脂食品，會使營養吸收規律混亂。但攝取太多會成為皮下脂肪堆積，是肥胖的原因，所以必須攝取適量。

為了維持身體健康，蛋白質、碳水化合物（只在飲食調節日控制）、脂肪三大營養素絕對必要。除此之外，鈣等無機質、維他命A、B_1、C、E等也屬必要品。成長階段尤需要充分攝取。

正確量體重的方法

一直敍述以一週為周期的「定時法」做法，但事實上應該配合自己的體重變化進行。往後所說的一週，就是指瘦身時機。

每天量體重

量正確的體重最重要。最好將一週體重與飲食內容一起記錄。

在同一時間量體重

早起空腹時最恰當。因職業關係做息時間有差異時，在睡醒後，用餐前量最好。

在相同條件下量體重

請在量體重之前排尿，而且以身上沒配戴任何東西的狀態為理想。穿著睡衣時，請務必將其重量減除，依狀況不同會有微妙的差異，所以請先量睡衣的重量，此外，避免體重計放在不平之處，而刻度以能測量一百克單位為理想。

步驟1

飲食調節的基本與五項重點

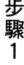

何謂飲食調節——

「飲食調節」與「飲食限制」不同。「飲食限制」是依熱量計算控制整體進食量，但「飲食調節」則是只控制一部份食物，其他食物採取營養均衡法。

進入飲食調節日是——

這與你以前進行的方法不同。

一開始在平常飲食生活中，每天測量體重，幾乎所有人都會有一公斤上下的情形出現。在觀察體重中，以體重「最低日」——為飲食調節日。

大概也有體重完全一樣的人，這時以現時點的體重為最低體重進入飲食調節。

在此日進行飲食調節，會確實出現結果。

女性，請利用生理，從生理結束日開始調節飲食。

男性，可在日常生活中選那一天確實可以自由飲食的日子。以公司沒應酬，同事、朋友之間沒聚會的自由日為飲食調節日。如果可能的話，隔天也沒有應酬、聚會更理想，因爲如果一天體重降不下來，還有第二天可以調節。

已經有飲食調節→體操周期經驗的人就很簡單了。體操後體重不安定或增加的現象出現也無妨，只要體重恢復到與做體操那天的體重一樣——體操日後第五天左右，就在這一天進行飲食調節。

飲食調節可持續幾天？

幾乎所有人一天就夠了，但如果體重減少只在三百公克以內，就再調節飲食一天，至減少一公斤為止。

此外，飲食調節→體操→飲食調節周期在十天以上的人很罕見，但在這種情況下，與其進行三～四天飲食調節，還不如增加輕量運動。

如何進行飲食調節——

首先控制米食。米是碳水化合物，最容易當成能源消耗的食品。飲食調節的目的，是不補給體內新能源，所以首先應抽掉米食。烏龍麵、蕎麵、拉麵等麵類也一樣，還有麵包也要控制。總而言之，只要想到控制主食即可，應該很容易懂。

但也不是每餐都不吃，例如早餐不吃主食，午餐則可以吃主食，一點也不為難。

以下記敘有效進行飲食調節的重點，請仔細閱讀後實施。

飲食調節　重點1
不要持續攝取主食

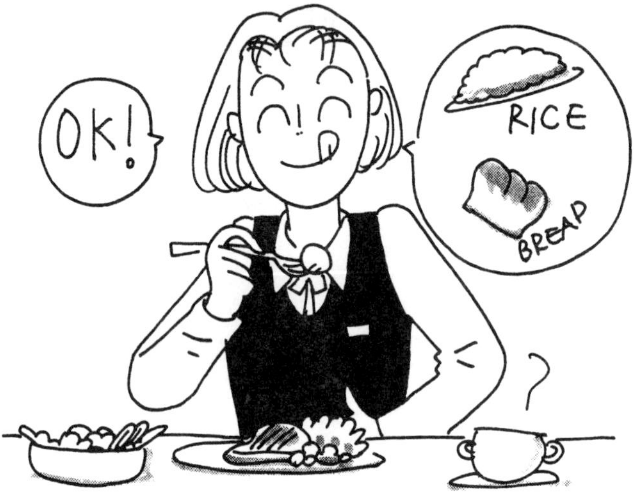

「飲食調節」之日，請不要連續攝取主食。「主食」由碳水化合物所構成，亦即飯類、麵類、麵包類、通心粉等等。

例如早餐吃二片吐司、午餐吃三明治——這樣不行。雖然量少，也同樣是碳水化合物。例如早餐不要吃吐司，而改喝味噌湯、蔬菜，很多人白天工作量大，所以午餐照一般吃法。

飲食調節日的早、午、晚組合例，請參考一一〇頁表。

飲食調節　重點2
油脂可安心攝取

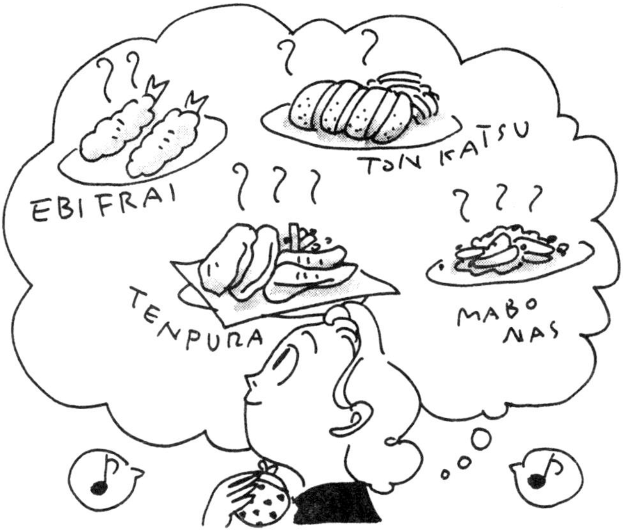

很多人認為脂肪是減肥者的大敵，事實上錯了。人類身體各部位要維持健康機能，油脂絕對不可少。

問題在於吃太多了。一天三餐吃天婦羅、煎牛排等油炸食品當然不行，不需要的脂肪積在體內一定會形成肥胖，尤其中老年人更該注意。

而且偏重這類飲食，會使蔬菜攝取不足，偏離了定時法的均衡飲食。

所以，請安心攝取油脂。

飲食調節　重點3
甜食當正餐也可以

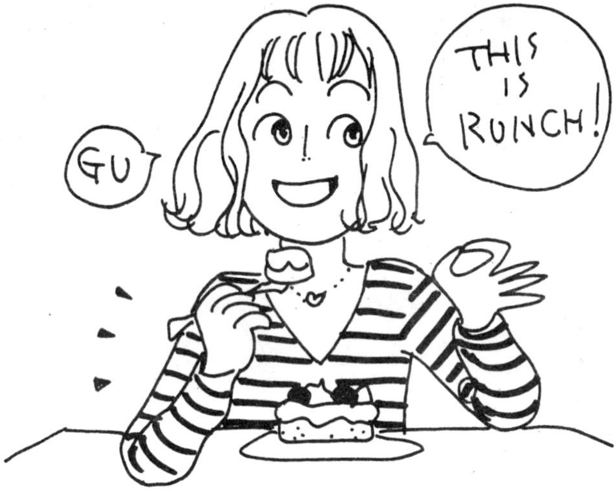

飲食調節日雖然不要吃甜食比較好，但如果是在正餐吃，而不是當零食吃就沒關係。

換句話說，不要當成點心，應該站在營養均衡的觀點上，充分攝取營養，包括甜食在內。在這種情況下不要吃主食。如果當成點心吃，就算只吃半塊蛋糕，對身體而言也是補充。

因此，如果酷愛甜食，與其在點心時間吃，不如當成主食來吃。當然，非飲食調節日，怎麼吃都沒關係，只要記得在吃多了的時候控制下餐主食。

飲食調節　重點④
一天吃二餐、三餐均可

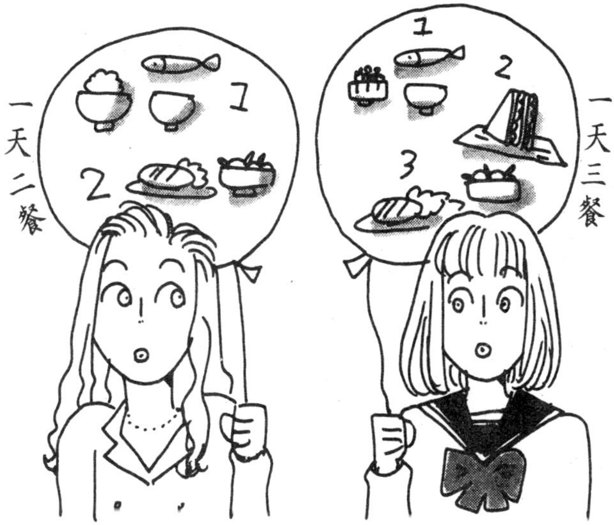

定時法不論你一天吃二餐、三餐，或以宵夜為中心都可以。（但一天吃四餐以上，在「飲食調節」中容易增加總體攝取量）

問題在於食物的組合。一天二餐就二餐，只要均衡即可。

宵夜型的人，因吃過後即睡覺，能量沒什麼使用，所以最好避免容易成為能量源的主食。而多吃些蔬菜、肉類、蛋類，像大鍋菜就不錯。

另外，請在白天吃米飯、麵類等主食。

飲食調節　重點5
不用計算熱量

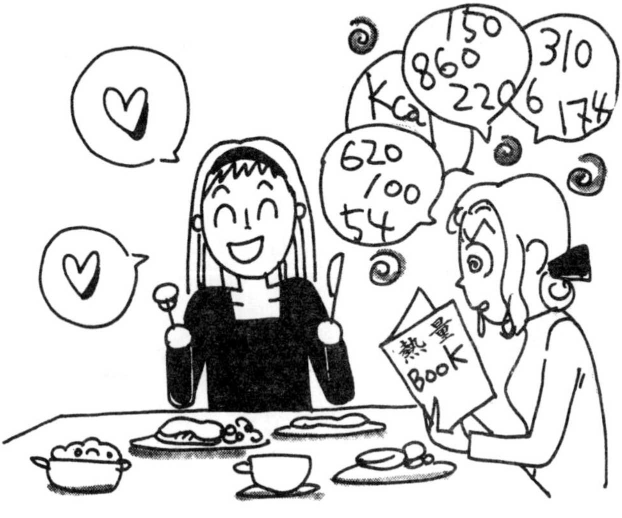

定時法的飲食調節，計算熱量沒有用，拘泥於熱量計算只會帶來緊張的反效果。

想吃時就吃、想吃什麼就吃什麼，這是最快樂的飲食，而且普通人根本沒辦法輕易地算出（今天吃了多少卡？）

在專門營養師指導下照食物表進食另當別論，一般人很難做到。

在這種情況下，熱量計算毫無意義。

●使飲食調節更順利

以上列舉五項大要點，其他注意事項敘述如下。

1 **充分咀嚼食物**＝吸收好則容易燃燒，這樣就不容易肥胖。而且充分咀嚼會促進唾液分泌，增加唾液中消化酵素的作用。

2 **飲食調節日不喝酒**＝不是要你一生禁酒，但不可否認，酒是妨礙減肥的原因之一。只要一週一、二天不喝酒就可以了。如果飲食調節日正好碰上應酬日，就另外訂飲食調節日。

3 **馬鈴薯的效用**＝同樣屬於碳水化合物，但澱粉質豐富的馬鈴薯還有其他效用。馬鈴薯不但富含維他命C，而且即使燒煮也不會破壞其中維他命C。如果在牛排旁加上一顆烤馬鈴薯，真是再好不過了。

4 **火鍋或烏龍麵雖然很好吃，但在這時候不要攝取主食**。

5 **手卷類反而容易吃太多**＝手卷類容易消化，所以不一會兒就餓了，可當點心食用。

6 **感覺肚子餓的時候，與其馬上吃東西，不如做些輕微運動**＝散步、爬樓梯、打掃均可。讓身體動一動可以緩和空腹感與焦躁的心情，而且又可消耗能源。真是一石二鳥之計。

●如何在一天中輕鬆調節

像這樣在飲食調節日控制醣類食品，創造「苗條日」，這種飲食調節與其說是調節一日進食量，不如說是調節進食時間。

說穿了就是「不要連續進食」。為了讓各位更了解，以一日三餐的人為例，請各位看看早、午、晚餐進食時機。

1 早餐

在減食時，假設平常吃二片吐司配牛奶，調節日則減為一片吐司。

但雖然自己意識減量，對身體而言同樣補充糖分。所以這時應該不吃吐司，改為火腿蛋及沙拉、牛奶。如果忙的話，吃煎蛋、火腿、牛奶、蘋果亦可。

只不過水果的糖分也多，不能取代蔬菜，而營養、纖維豐富的蘋果則無妨。

這麼說來，想瘦的人喝一杯味噌湯絕對比吃二片吐司有價值。

2 午餐

應該有很多人的午餐是在外面吃，三明治、烏龍麵、手卷……，午餐仍以主食為主體，方便食用是定時法的特徵，所以午餐怎麼吃都可以。

只是必須注意一點，那就是與早餐維持均衡。早餐吃麵包、飯的人，午餐就避免吃碳水化合物。

例如，只吃漢堡內的肉，而不要吃漢堡麵包，定食則吃菜不吃飯。但除了持續超食之外，不可只吃沙拉，應以營養均衡為第一考慮。

3 晚餐

晚餐是一天當中最充實的飲食，盡量選擇材料多的料理，例如，中國菜就不錯。

減肥中的人也許不認為如此，但只要不吃主食就沒關係。

營養均衡與快樂進餐，是身心活力的泉源，攝取食物可增加能量消耗。消化吸收時，胃腸也在活動，雖然活動量不大，但要處理被吸收的營養素，尤其是蛋白質，能量是必需品。

飲食調節
不連續攝取主食的菜單

一日吃三餐的人

例1

早：火腿蛋、牛奶、沙拉…………無主食
午：雞肉雞蛋蓋飯…………………有主食
晚：紅燒肉、蔬菜、紫菜湯………無主食

例2

早：蘿蔔味噌湯、烤魚、炒青菜…無主食
午：通心粉、羅宋湯………………有主食
晚：麻婆豆腐、八寶菜、燒賣……無主食

例3

早：吐司二片、海帶湯、蘋果……有主食
午：漢堡肉（沒有皮）、
沙拉、咖啡………………………無主食
晚：什錦醋飯………………………有主食

一日吃二餐的人

例1

早：三明治、奶茶…………………有主食
晚：醬油熬的肉或青菜、
蛤仔味噌湯、燙菠菜…………無主食

例2

早：蛋糕一塊、咖啡、橘子………有主食
晚：火鍋（沒有飯）………………無主食

例3

早：蒟蒻、豆腐、芋頭混煮、
炸雞、豆腐味噌湯……………無主食
晚：燴飯……………………………有主食

攝取以蛋白質為中心的飲食，在食後四～五小時這種作用達到最高潮，據專家表示，可以消耗攝取熱量的三十％。

尤其是以前減肥造成營養不足的人，充分吃肉後，隔天體重下降的例子不少。

●體重出現變化立刻停止

「調節飲食」的目的，是為了創造苗條日（體操時機），減少體內能源。

換言之，就是藉著控制容易立刻成爲能源的碳水化合物之供給，使皮下脂肪被當成能量燃燒，體重因此出現變化。

一般會出現體重減少一公斤左右，但實際上因人而異，有些人隔天立刻看到效果，有些人則還得多等一天才看得見效果。

這種變化出現後，就是第二步驟的體操時機，所以停止飲食調節。立刻做體操，體操做完後自由進食。一天出現變化的人只需要一天工夫就完成了，非常簡單。

●如果體重始終不減時

好不容易開始進行飲食調節，但體操時機——「苗條日」卻始終不出現——當進行過幾週定時法後，一定會發生這種情形。

換言之，飲食調節開始二、三天，體重卻還不降時怎麼辦？

這大概是飲食調節錯誤，或進入生理期、疲勞過度、中途運動過度等理由所致。

前次飲食調節是利用節食創造苗條日的情形，請再一次詳細檢討調節飲食的內容。希望控制碳水化合物攝取量。一旦發現飲食調節錯誤，就暫時中斷周期，重新再開始。

若是檢討後發現飲食調節方法沒錯，則可視為刺激不足，應從外部給予刺激。

首先，早晨起床後在空腹狀態下散步十、二十分鐘，或做做韻律操亦可。這對於喚醒神經很有效果，能讓還在睡眠中的各項器官甦醒。

至於「連散步也有困難」的人，可在早晨起床後不吃早餐，不論什麼刺激都好，例如擦擦架子上的灰塵等。總之，就是在早晨空腹時給身體一些與平常不同的刺激。早上沒時間的人就寢前做亦可。

持續二～三日一定可減輕一公斤。這天就當成苗條日，立刻進行體操。至此，隔週減輕一公斤的準備工作就完成了。

只不過運動所造成的體重變化，是改變生活規律的刺激，使身體出現敏感反應。如果一直持續相同運動，體重就不會減輕了。當習慣早起散步後，體重就不會再出現變化。

但你已經藉此達到了瘦身效果，所以請以愉快的心情持續下去。

步驟2

定時體操的簡單理論與圖解

藉著「飲食調節」中斷碳水化合物之補給，讓體重減輕一公斤左右，這是由於積在體內的脂肪成為能源開始燃燒，而使體重減輕。

這一天正是定時法的「苗條日」。

在早起量體重後，立刻進行「定時體操」。最好是在早起而身體尚未清醒的空腹狀態下進行。

其實這種「體操」非常簡單，與其說是體操，不如說是「刺激」來得更貼切。只要十分鐘就夠了，當然可以穿著衣服進行。有些人趕著上班來不及，這時候可以到辦公室再找時間做。基本上一定要在空腹時做。

但在公司想做卻難耐空腹感時，可以動一動、走一走，緩和空腹感。

也有些人總是不習慣做早操，習慣在晚上做，這些人可以在晚餐前疲倦時進行。

在晚餐前做體操的人，要注意控制主食，以免補給新能源。

到底定時體操有什麼效果呢?

「定時體操」的目的，是在體重減少一公斤時，繼續加緊使積存在體內的皮下脂肪變為能源，並使皮下脂肪活性化。

這裡是最重要的部分。不能因為飲食調節使體重減少一公斤，就喜孜孜地以為自己「瘦了！瘦了！」如果再開始恢復普通飲食，馬上又胖回來了。

而這種定時體操，就是讓你保持體重。體操能促進體內細胞的新陳代謝，當新陳代謝活潑時，即使恢復普通飲食也沒關係，依然可維持減少一公斤的狀態。這正是定時體操的最大目的。

「定時體操」雖稱為「體操」，但與一般藉運動減肥的方式完全不同。這不但不是激烈運動，甚至可說只是柔和的運動，而且可針對想瘦的部分加強刺激。所以，正確說法應該是給身體些微刺激。

由此可知，「定時體操」只要你現在運動能力程度的刺激即可，不會造成心臟的額外負擔。「定時體操」是掌握經由「飲食調節」而出現的「苗條日」，也就是充分掌握時機，所以只要給予身體極輕微的刺激，就可得到促進新陳代謝的大效果。

一般人一聽到是「為了減肥而做的體操」，都會想像是不得了的運動，但定時體操絕對讓你免除這層焦慮。另外，既然說是刺激，就不要每天做，一星期一次即可，只要在良好的效率條件下進行，就可達到減肥目的。

「定時體操」共有六種。包括手、腳、腰……等等，對肌肉加壓刺激。

全部做完只要十分鐘，在公司亦可進行。

具體方法如後敍。但必須注意不要刺激過度，以微痛程度為佳。至於做法說明中的「5、6、7、8」數字，是容易控制體操規律的順序，請參考。

做得過度會引起反效果。怎麼說呢？因為定時體操的刺激，是在平靜狀態下給予刺激，如果一心想瘦而一日進行好幾次，或連續每天進行，就已經談不上是刺激了。而且做過頭也得花好多天才能恢復。

我常這麼說，定時法對於平常怠於運動者的效果，大於經常運動者，就是這個理由。

以下列舉基本六種定時體操，各位可配合自己生活狀況實施。例如這一天上街購物，買了一顆大西瓜，就可利用手的體操。因為平常沒提什麼重物，此時正是大好機會。

一開始可能感覺不習慣，當你習慣定時法，了解自己的身體後，就知道自己該做什麼了，「現在在這裡這樣做可以刺激腿肚」。

好了，說到這裡，大家相信體操與飲食調節一樣，都不必勉強了吧！如果做完下述六種體操後仍有時間，可加做一三九頁的「整體體操」，來消除疲勞。

使腿肚與腳脖子變細的刺激

基本姿勢

站在台面上，手靠著牆壁。這時腳的三分之二在台外，雙腳張開至大腿不接觸的程度。上半身不要用力，輕輕呼吸。

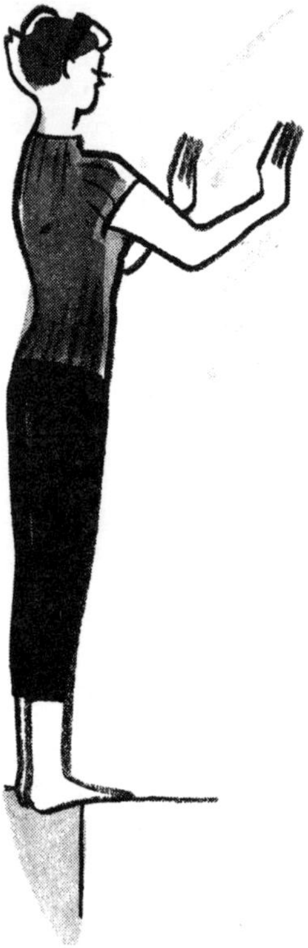

①

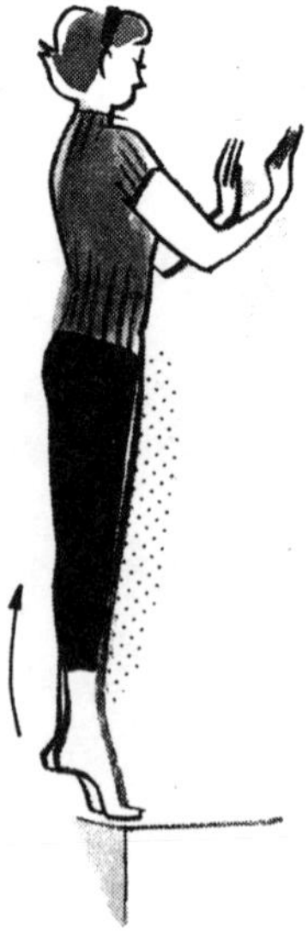

1.一邊輕輕吐氣，一邊抬起腳跟至直角程度，背部伸直、重心置於腳尖。伸展時吐氣。立刻吸氣。

創造瘦身規則的定時體操①

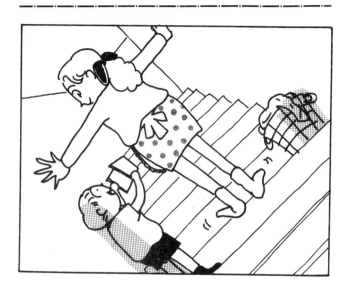

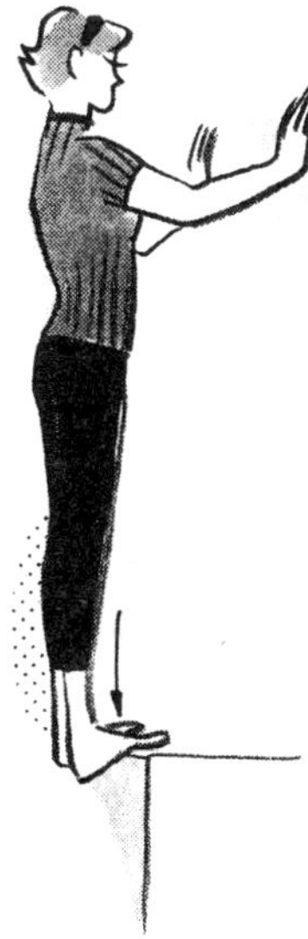

2.腳跟盡量往下壓。邊吐氣邊壓至微痛程度。重心置於腳跟。反覆十～二十次。

使大腿曲線優美的刺激

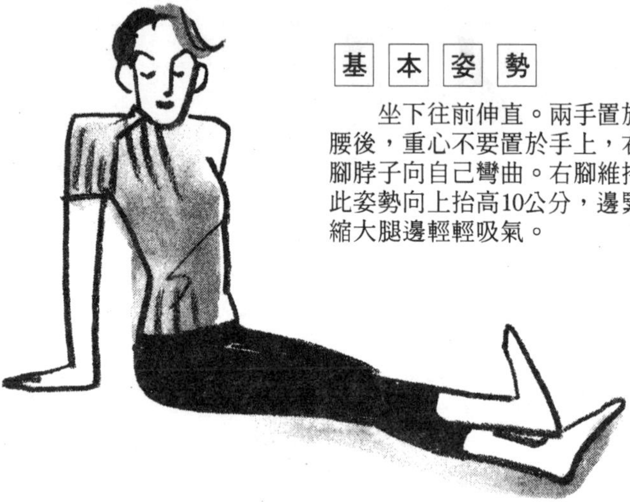

基 本 姿 勢

坐下往前伸直。兩手置於腰後，重心不要置於手上，右腳脖子向自己彎曲。右腳維持此姿勢向上抬高10公分，邊緊縮大腿邊輕輕吸氣。

①

邊吐氣邊將腳開開至容易使力的角度（1、2）。大腿用力使腳脖子向外側，一直到氣吐完（3、4）。腳抬起的高度約10公分，吐氣的時候，大腿最好有一點顫抖的感覺。

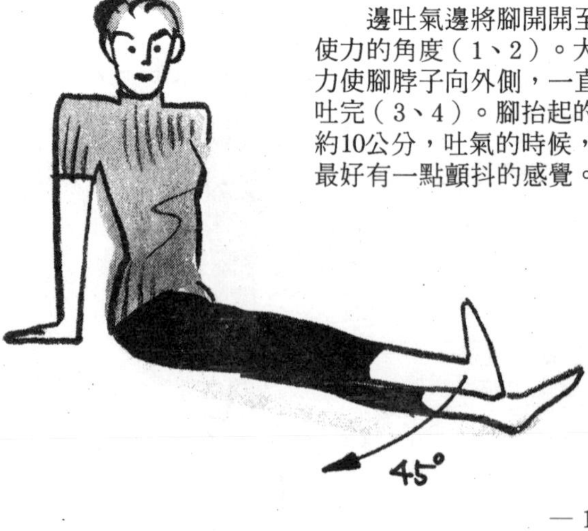

創造瘦身規則的定時體操②

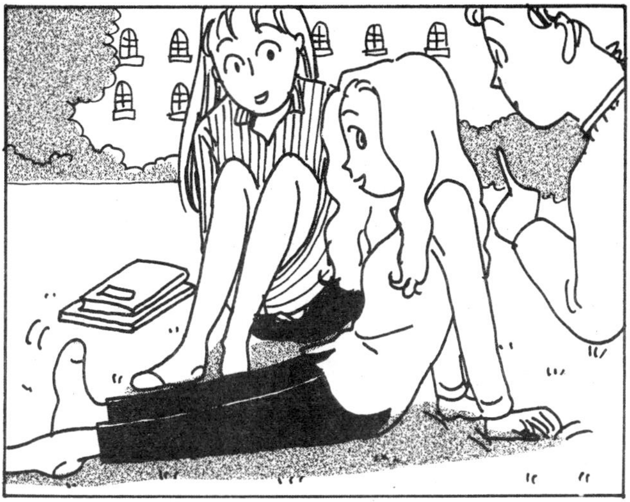

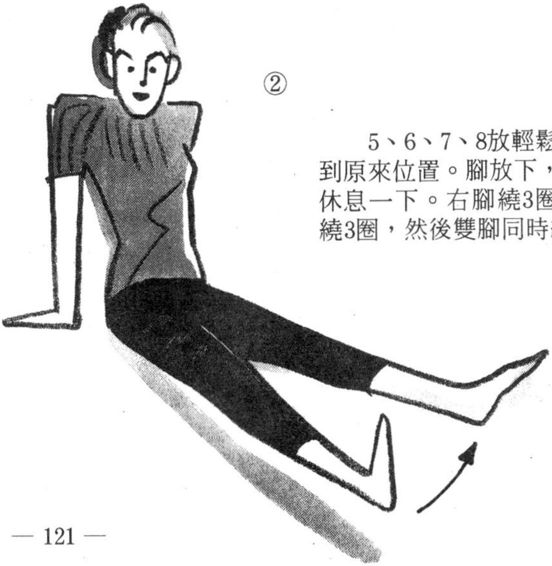

②

5、6、7、8放輕鬆，腳回到原來位置。腳放下，讓身體休息一下。右腳繞3圈、左腳繞3圈，然後雙腳同時繞3圈。

伸展雙手的刺激

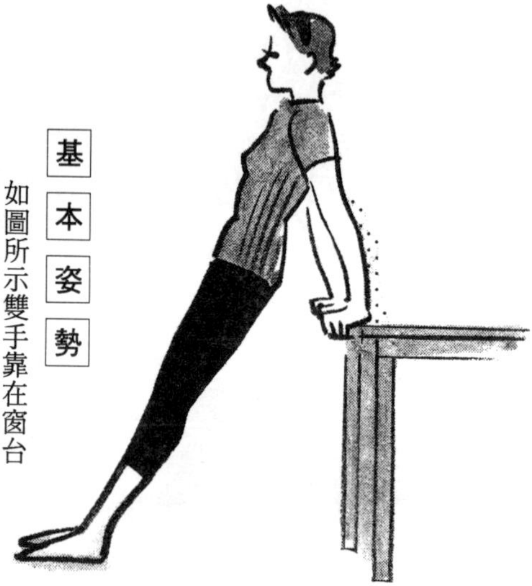

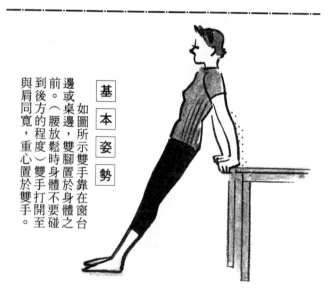

基本姿勢

如圖所示雙手靠在窗台邊或桌邊，雙腳置於身體之前。（腰放鬆時身體不要碰到後方的程度）雙手打開至與肩同寬，重心置於雙手。

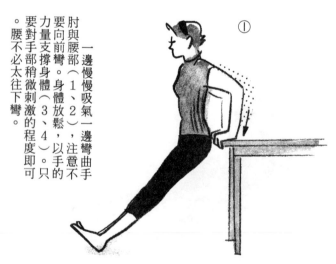

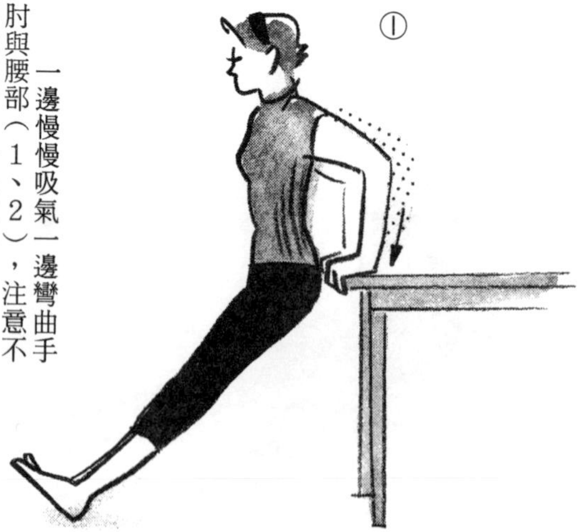

一邊慢慢吸氣一邊彎曲手肘與腰部（１、２），注意不要向前彎。身體放鬆，以手的力量支撐身體（３、４）。只要對手部稍微刺激的程度即可。腰不必太往下彎。

創造瘦身規則的定時體操③

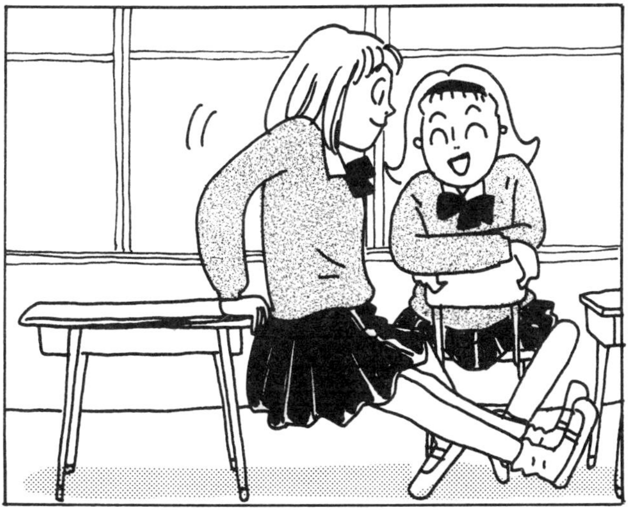

②

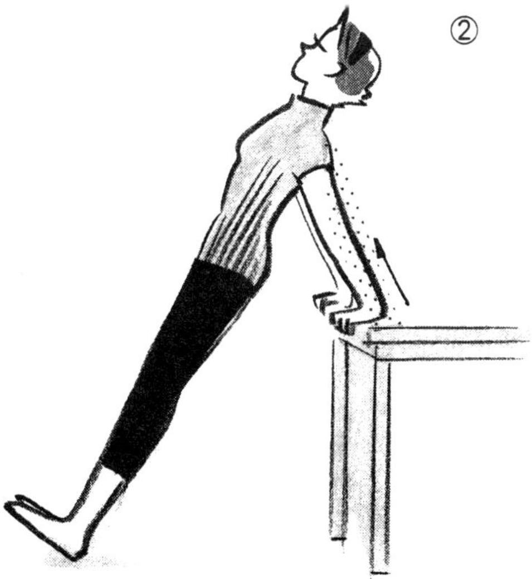

輕輕吐氣，身體慢慢起來（5、6），這時候注意只用手的力量，手肘伸直、重心置於此（7、8），邊緊縮手部邊用力吐氣。

消除腰部贅肉的刺激

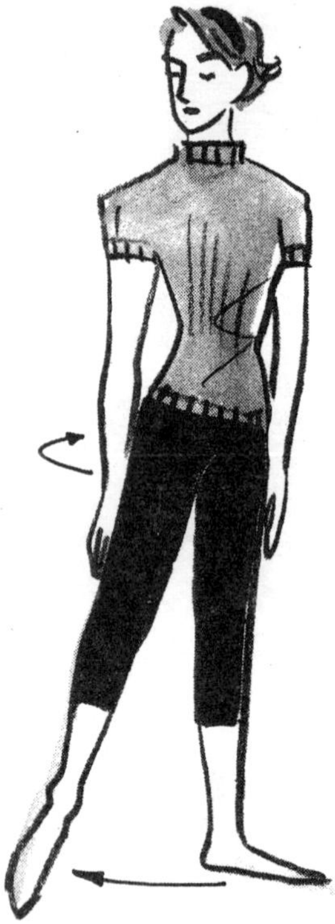

基 本 姿 勢

輕鬆站立，右腳橫伸至肩外。重心置於左腳，右腳腳尖輕輕碰地。右肩不要用力，稍微往後挪一挪，在此狀態下吸氣。

①

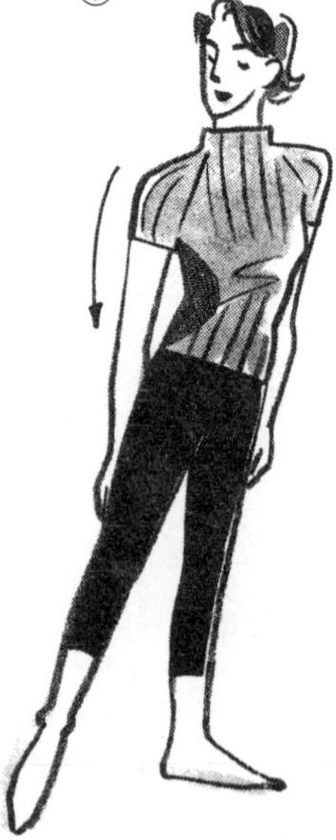

好像要壓迫腋下至腰部的贅肉似的，1、2輕輕吐氣，同時右肩慢慢放下。注意上身不要太彎。

創造瘦身規則的定時體操④

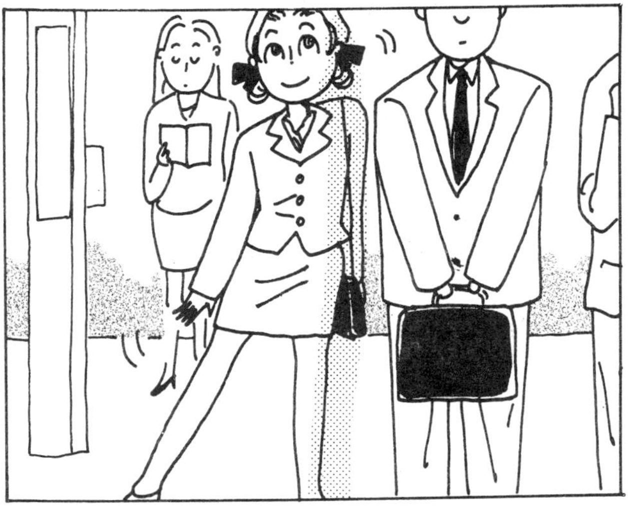

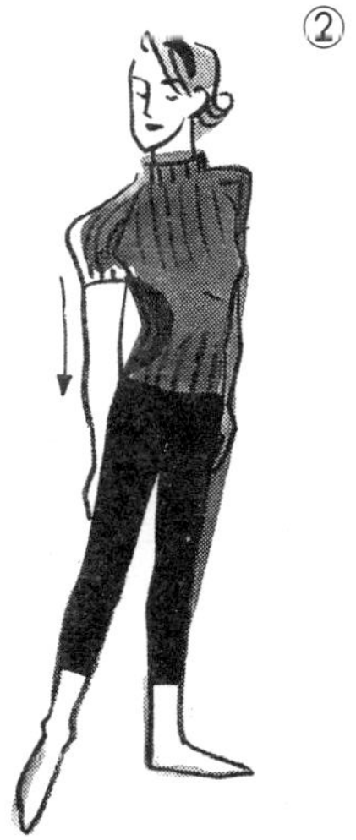

3、4讓右肩更往下，腰骨好像提起似的，以腰部為中心，上下夾緊吐氣。（突然太用力會抽筋，請注意）5、6、7、8吸氣放鬆。向右轉5圈、向左轉5圈。

使背部挺直的刺激

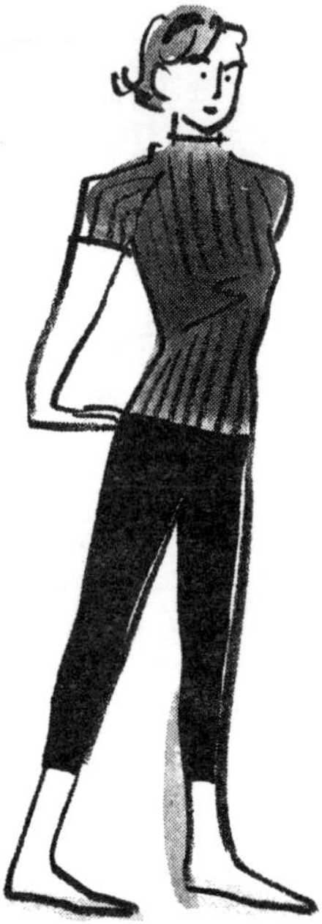

基　本　姿　勢

雙腳張開自然站立、雙手向後繞。右手和左手手指緊密結合的狀態下吸氣。

①

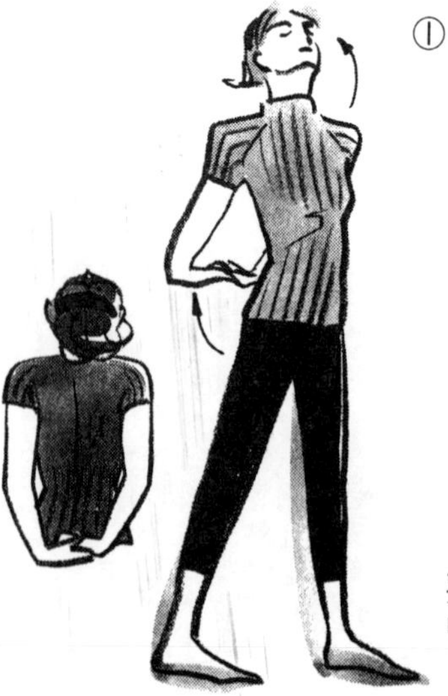

輕輕吐氣、兩肩往背後伸（1、2），背部緊縮。背部不要放鬆，使雙手往上伸至背部中心（3、4）。同時頭向後仰，邊用力邊吐氣。

創造瘦身規則的定時體操⑤

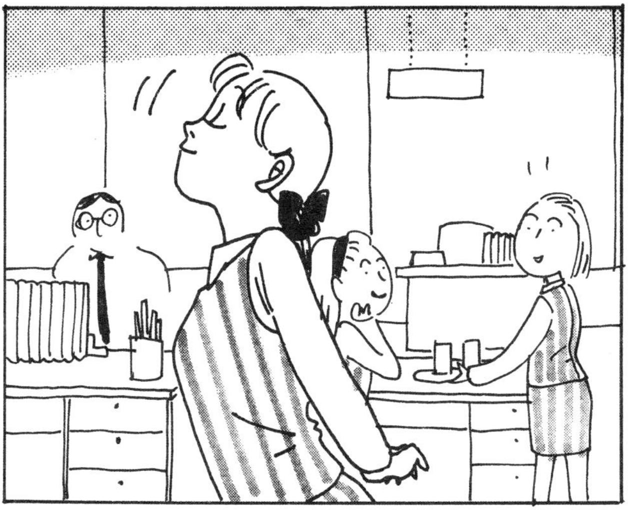

②

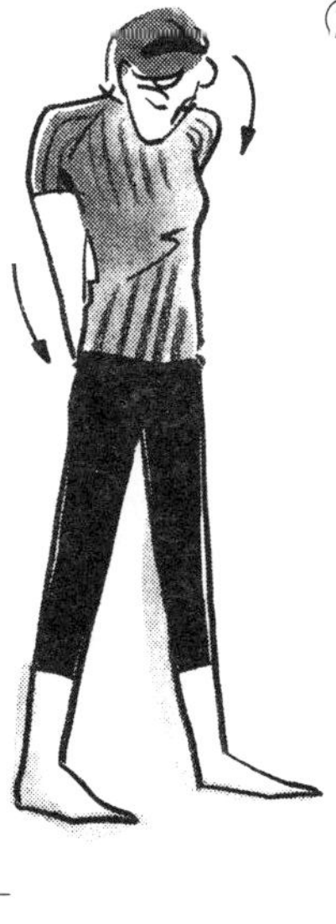

邊吸氣邊放鬆背部，5、6、7、8手放下。反覆做5次。

緊縮腹部的刺激

基 本 姿 勢

仰躺、手指併攏。

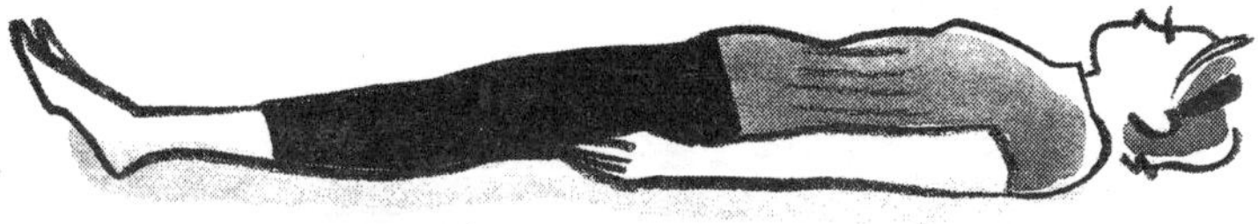

手腳放鬆，1、2慢慢起來。起不來的人盡力而為。此時胃部應該用些力。頭頸或肩部用力就不是腹部體操了，特別注意。（請他人幫忙時，不是請對方壓住腳，而是抓對方的手，用自己的力量起身）吐氣時3、4下腹內縮前屈。

①

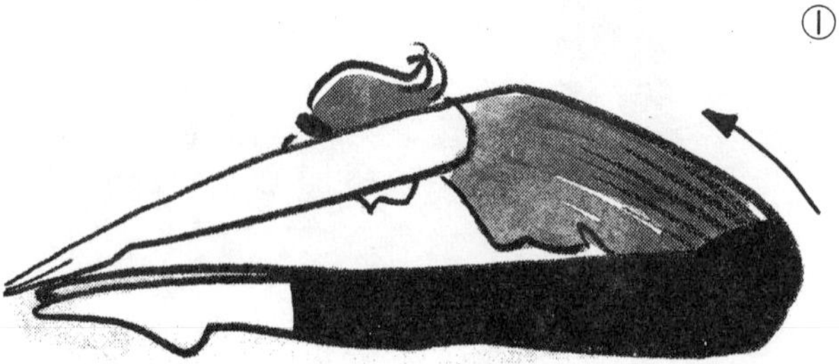

創造瘦身規則的定時體操⑥

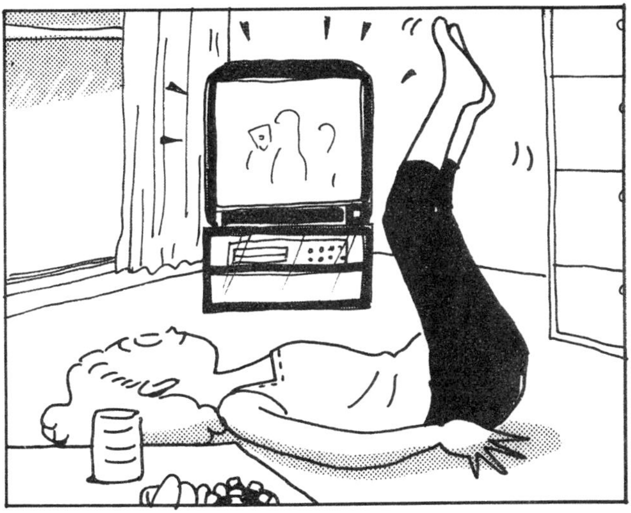

②

　5、6、7、8吸氣，背呈圓形往後慢慢倒下。依自己能力進行，不要勉強。

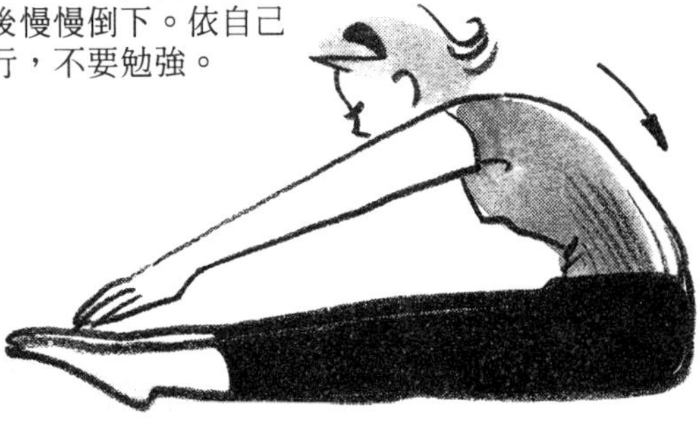

●減重方式的三種典型

定時體操隔天，會出現體重增加一公斤、減少一公斤、無變化等三種類型。體重增加的人為A型、體重減少的人為B型、無變化的人為C型。

一般而言，定時體操之後體重多半會稍微增加。這是因為體操刺激造成肌肉組織的緊張，暫時生理現象使得體重增加。但這並非肥胖，等四～五日後，疼痛部位或身體疲勞恢復後，體重就會回到做體操時減少一公斤的狀態。這是A型。

反之，也有定時體操之後，恢復正常飲食隔天，體重依然減少的情形，這是B型。多屬於平常不太活動的人，如果身體沒有倦怠感，像這種體重減少的時候就要注意了。這時體操刺激程度弱，就算體重減少也是暫時的效果，很可能進食後立刻恢復原來體重。

在這種狀態下，建議你在體重暫時減少的那天，繼續進行體操。請在第二天的體操中認真刺激身體，體操後身體感到輕微疲勞時，體重減輕就是刺激的效果，隔天不必再做體操。

這類型人的體重增減不安定，但第三天後就可以和A類型一樣了，請放心。

至於做體操後什麼變化也沒出現的人，我將之稱為C型。C型人多的原因，是由於以前

體操後三種類型，你屬於哪一型？

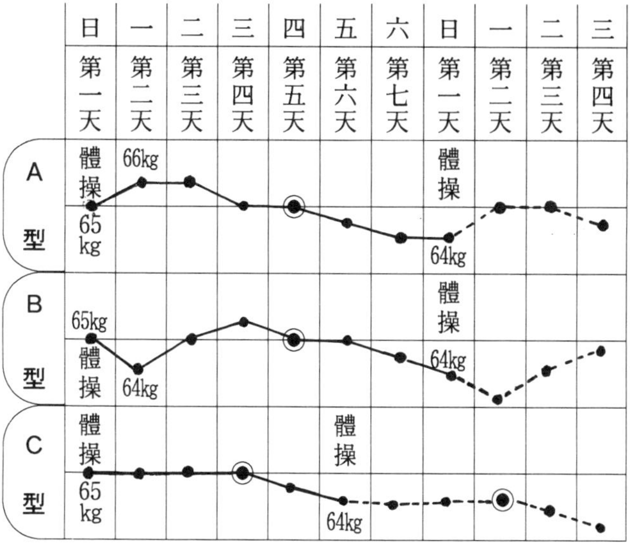

A型	**體操後體重上升** 體操刺激強時 也有第3天比第2天體重更增加的情況。只要疲勞恢復之後，體重也會自然恢復。不要擔心，依普通生活即可。
B型	**體操後體重下降** 多半是平常不太做運動，體操刺激無效的人。體操隔天身體不感倦怠，但體重卻減輕時，試著做2天體操。第2天體操要認真做。
C型	**體重無變化** 多為日常活動活潑或運動選手。不要等基本體操預定日（前次體操第7天），當身體疼痛緩和後立刻進行飲食調節，體重下降則做體操。

進行過運動訓練減肥，或日常活動量大的人不少。

這類型人進行體操比A型、B型要容易多了，因此即使做相同體操，身體所受的影響也不大。換句話說，就是刺激太少了。

不過C型人只要改變意識即可。在進行體操時加入念力刺激，這時比A型、B型人更意識地用力（現在對此部位刺激）。如此即可比平常訓練加上更強力的刺激。體操後雖出現局部疼痛，但恢復也快。

C型人的運動量多半比A型、B型人多，所以要減輕體重比較困難。請盡量讓身體休息，運動也要配合時機進行，一定會看到效果。

●確定體操的效果

一般而言，運動隔天或再隔天，肌肉會出現緊張、疲勞感。

做定時體操，疲勞感與一般運動後疲勞感不同。輕微的疲勞感不必擔心，這正是有效的證據。

感覺些微疲勞時，就盡情地吃、睡，這樣可使新陳代謝活潑、恢復也快。恢復期約二～

三天。

在尚未恢復前再進行激烈運動或節食，會導致過度疲勞的結果。

肌肉疲勞是指糖原分解造成乳酸堆積的狀態。為了促進乳酸分解、恢復疲勞，必須提供充分的酵素。

輕微運動、淋浴使血液循環順暢是方法之一。

反之，如果體操之後身體沒出現任何變化（C型），很可能體操沒達到刺激程度，下週針對體操程度加強，應該會出現效果。

另外也可在體操種類不變的情況下，增加各種體操的次數。

●身體不舒服時可暫停

定時法減肥必須一步一步來，千萬急不得。同樣是瘦，但瘦得健康、美麗才有意義。

瘦得太快會成枯萎，那就不美了。所以體操以一週一次、每次減一公斤為原則，依此方式使體操後的體力充分恢復。

體力恢復後再進行下一次瘦身計畫，才可使肌膚呈現美麗光澤。

營養充足很重要。如果早晨起床站在鏡子前面，看見的是一張疲倦、無朝氣的臉龐，那就是體操做得過度了，或者體操間隔時間太短。體重減少的速度太快會造成乾枯的結果。

早起量體重少了一公斤，正值體操時機時，如果感覺身體不舒服，就不可以進行體操，因為這時身體是在疲勞狀態。

而且不停地做體操，會使身體習慣這種規律，恐怕最後體操起不了刺激作用，因此瘦不下來了。

此外，即使做體操時身體狀況好，但之後連續睡眠不足、運動過於激烈，都會使身體規律完全破壞。在這種情況之下，就算你進行飲食調節，想創造苗條日，體重也減不下來。身體不舒服時，乾脆將飲食調節、體操日延期，等身體狀況好了再進行也不晚。

●體操進行過度會招來反效果

體操時間—一C型人另當別論，我設定一週內最多一次。

因人而異，有些人五天一周期，有些人三天一周期，但這都只是最開始。尤其是發育期的小孩、年輕人，怎麽可以讓體重減這麽快。

以三天周期為例，一次減一公斤沒錯，但事實上太快了。減重雖然很好，但充分攝取食物的人，不應該有這麼快速的，請不要誤入歧途。

體重減輕後做體操、身體出現疲勞感，當尚未恢復時又給予刺激，身體愈來愈疲勞。這種傾向在年輕時還看不太出來，但會隨三十歲、四十歲、五十歲年齡層增加而增強。定時法是以健康為目的，以創造自己身體的自然規律為特徵。

勉強而為的周期不僅對健康不好，對定時法正確瘦身也有負面影響。

●培養喜歡的運動

「苗條日」——亦即體操時間，如果不做定時體操，而做其他運動可以嗎？

可以。只要以刺激為原則，什麼運動都可以，慢跑、游泳……。

總之一句話，刺激身體，創造下一次飲食調節時機——只要掌握時機即可。換言之，就是刺激身體，為下次減輕一公斤預做準備。

但值得考慮的是運動量。運動也一樣「過猶不及」。過度疲倦會使好不容易創造的規律混亂了。這樣將使定時法缺乏效果。

關於這一點，定時體操在運動量、刺激量上就沒有這層顧慮。太弱、太強——苗條日何時來，因人而異，只有這個定時體操是萬人共通的，為了達到效果，請多下點工夫。

因此，希望初學者從定時體操開始。

習慣定時體操之後，便可巧妙運用體操。

例如，妳是一週一次，星期天打網球的上班族，就可以從星期五開始調節飲食，在體重減輕一公斤的星期天打網球。

如此，即可利用喜歡的運動項目達到減肥目的。

●使想瘦的部位保持均勻

減輕體重是很好，可是「原想使大腿細一點，沒想到胸部變小了」。時常聽見這種抱怨聲，大部分是極端減肥造成的結果。

即使想瘦，也不是想使女性魅力之一的胸部縮小，或上半身與下半身不均勻。關於這一點，定時體操就是在充分研究如何使想瘦的部位瘦、如何使不容易瘦的部位瘦這方面下工夫，創造有魅力的均勻身材。這點與運動減肥不同。

例如，腹部是容易堆積皮下脂肪的部位。

同樣是腹部，也分為是想使以下腹為中心的脂肪減少，或想使胃袋下的贅肉減少，各部位各有不同效果的體操。局部減肥——是促進局部的新陳代謝。如果採用節食減肥，則在腹部減肥之前，胸部及臉部會先瘦。

●生理時不瘦也沒關係

以一星期為周期的減肥突然停止——這是初嘗試定時法者常有的不安想法。

女性不論是以一週或十天為周期，每個月都一定會有中斷的時候。

飲食調節、體操都照規定進行，怎麼體重依舊不減，原因不明……。這是因為體操時間正值黃體期，也是只有女性才有的宿命。

為什麼呢?因為女性排卵後，會因黃體荷爾蒙影響，使體重自然增加。

這是自然的規律，一點辦法也沒有。如果碰到此時期，就跳過去，等黃體期結束再說。

這時妳的基礎體溫也會發生大變化。所以，如果你同時記錄體重和基礎體溫資料就太好了。基礎體溫是很普遍的避孕方法，從基礎體溫表可以了解生理周期，所以，最好避開周期在生理前期一週。

有關生理周期的說明，請參閱二十九頁。

●對消除疲勞、便秘有效的整體體操

定時法中有恢復疲勞專用的體操，我稱之為「整體體操」，在前述六種體操做完後，如果還有時間可以試試看。

夜晚就寢前做可以達到恢復疲勞的效果。但絕不要勉強，依自己能力進行。

在初學時，往往有頸部僵硬、腹部突出而無法做到的情形。

這類型人請在實施前一分鐘量脈搏，只要結束時不比實施前脈搏高即可。

這種體操的重點，是伸展後不要用力，以及調整呼吸二項。對於消除便秘也有效。

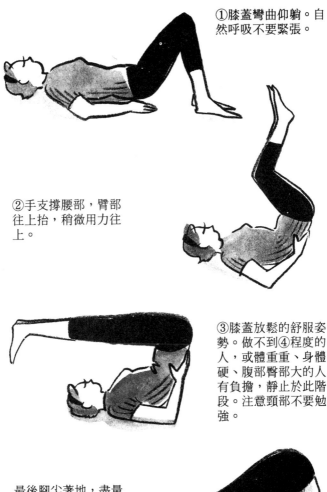

①膝蓋彎曲仰躺。自然呼吸不要緊張。

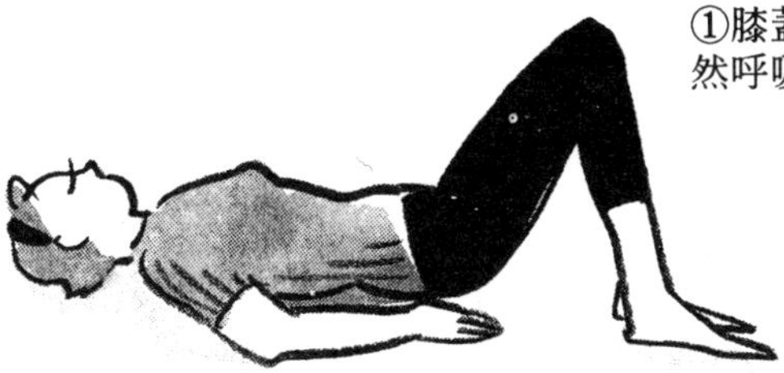

②手支撐腰部，臀部往上抬，稍微用力往上。

③膝蓋放鬆的舒服姿勢。做不到④程度的人，或體重重、身體硬、腹部臀部大的人有負擔，靜止於此階段。注意頸部不要勉強。

最後腳尖著地，盡量伸遠一點壓住腳脖子。調整呼吸將膝蓋往後拉1～2分鐘，疲倦後放鬆。

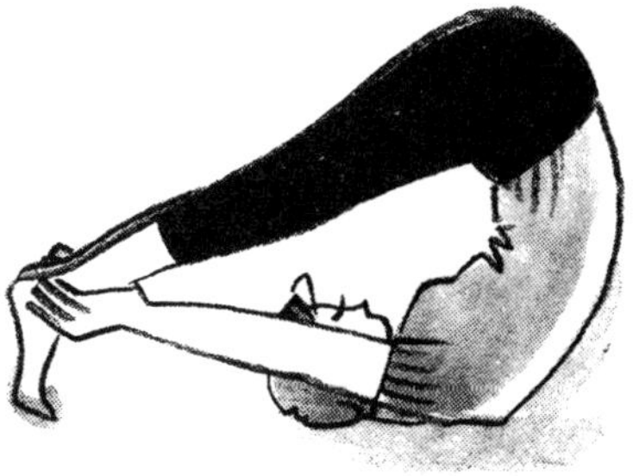

定時法實踐記錄⑤

母子「暑假減肥大戰」（宮本記）

約十年前，我曾指導日本電視台中的「暑假減肥大戰」。當時肥胖兒成為社會話題，所以，這項活動備受各方好評。

定時法是依自己的規律，自由實施的方法。於是我們就在暑假充滿解放感，能否得到好成績——這種不安中開始活動。

首先是目標的設定，發育期的孩子身高不斷增加，一般而言，體重也呈比例增加，但此活動宣傳重點就在指導「不讓體重增加」。

參加者從五歲開始至小學生共二十四名，國中生一名。正值飲食規定的最大負擔年齡。

定時法從解放飲食開始，這對小孩而言，是特別重要的第一步。我著重以下各點。

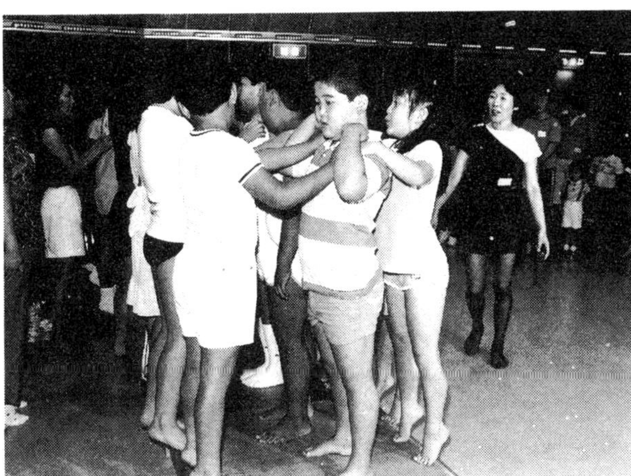

首先，不說「這個不能吃」這種話。營養指導很重要，但如果態度太強會造成很大的挫折感。第二，「請父母親協助」。有母親一起同樂更對小孩產生激勵作用。第三，「因為大家都肥胖，所以沒有差別」。和大人社會一樣，小孩也有他們的交際。最重要的是相同待遇，從這層意義來看，專家進入營養指導反而造成麻煩。夏天有夏天的食物、有季節美味食品、想吃的東西——這就是定時法所重視的。

活動開始這一天，小孩多半在心不甘情不願的情形下被母親帶來，但他們確實都「想瘦」。

對於這些孩子來說，這個不行、那個不行是最殘忍的事，但他們早已知道，來這裡就必須接受「不能吃」的規定，所以多半存有反抗心。

要他們「專心」，就會得到「專心又不會瘦」的反彈聲音。這是成長期孩子的通病。但當我說「冰淇淋可以吃、蛋糕也可以吃」的時候，他們眼睛都亮了。我問他們知不知道「『只有今天不行』的規定」，他們表示「只有一天還可以忍耐」。

就在這種情形下，「暑假減肥大戰」上場了。

食物不僅有益身體，還應該對心理帶來快樂的影響。減肥不可在痛苦心情下進行。

這項活動中，每人有不同進食方法，可以吃喜歡的食物，只有一週一次進行十分鐘體操。

在同一時期，東京某地區有肥胖兒一同住宿，試著從控制食物與運動達到減肥目的。但因在盛夏中，穿著厚重運動服，關在體育館內做著激烈運動，並攝取經過計算的低熱量食物，終於使學員陸續退出。

與定時法的差別非常明顯。

母子「暑假減肥大戰」持續五週，其間沒有任何一位學員退出。

成果如何呢？

很高興，可說非常成功，與當初目標比較，應該說是維持體重，但不要緊，因為這對於身高增加的小孩而言，與減輕體重是一樣的。

例如有位七歲男孩，長高一・五公分，而減輕四・二公斤。有位八歲女孩長高三公分，減輕三・一公斤。當然，這二個人都是在吃拉麵、天婦羅、蛋糕的狀態下減肥成功，均有圖表記錄請參考。

詳細數字省略，但每個小孩都有好成績。

另外，一起參與的媽媽也幾乎都減重三公斤至五公斤，圖表也有一例。

這項活動圓滿結束，而且獲得大家的肯定。對於成長中的孩子，與其過於嚴格限制他們飲食或強迫激烈運動，不如以順應身體的自然方法減肥——定時法就具此項效用。

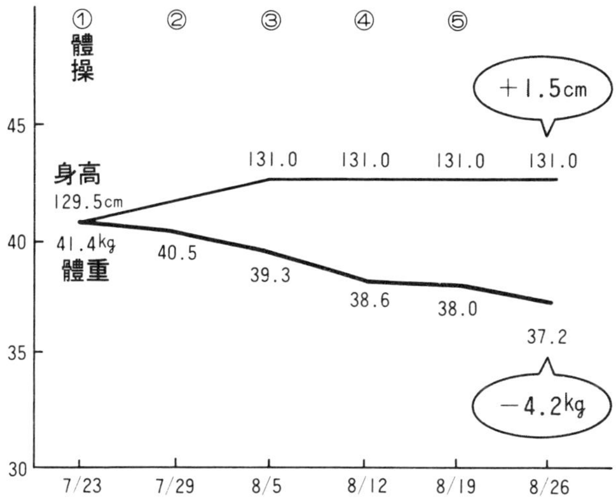

長高減重的小孩之例（男孩子・7歲）

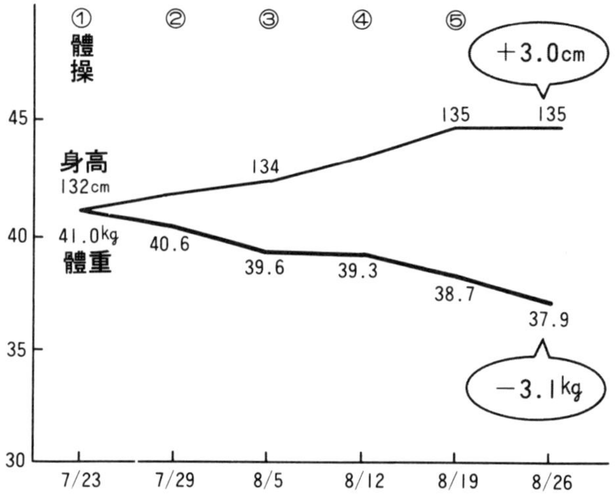

長高減重的小孩之例（女孩子・8歲）

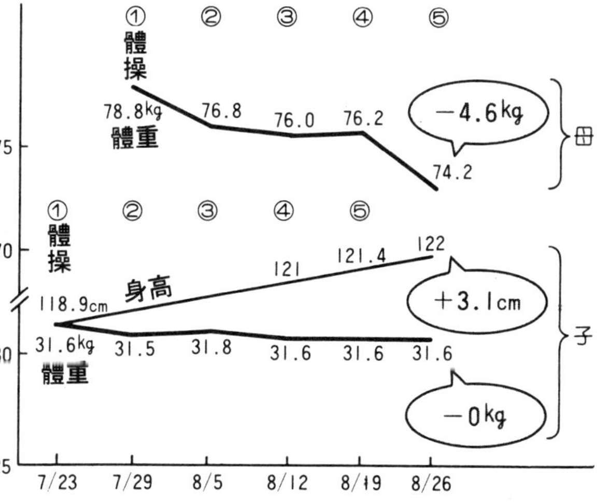

與小孩一起減肥成功的母親例子①

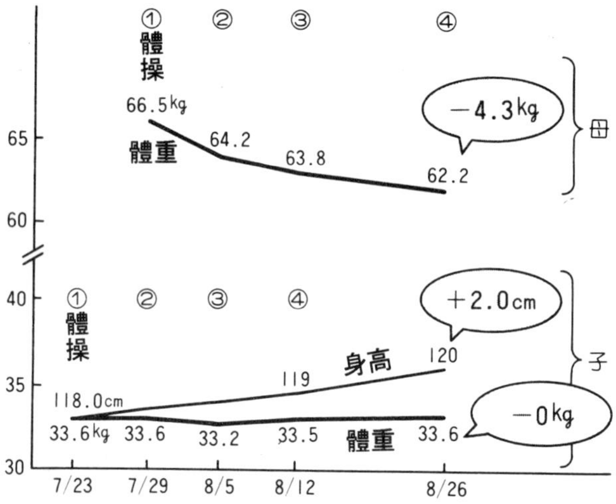

與小孩一起減肥成功的母親例子②

後　章

告別肥胖

——隨心所慾控制

向煩惱減肥的日子說再見

「真的能在享受美食中減肥嗎？」

從這種不安中開始定時法的你。

結果如何？

沒有嚴格的飲食控制，只要一週調節飲食一、二天，其他日子怎麼吃都行，甜食也沒關係，但卻真的瘦下來了……。

現在你已經體會到了吧！（真的可以盡情地吃）我想你心中也必定充滿自信。

定時法是在反覆過程中，親眼見到體重一公斤、一公斤地慢慢減少……。當減少三公斤左右，各位就會湧出自信。一開始會出現不安的心情，至此才正式掌握訣竅，能控制自己的體重。

體重減少三公斤，腰圍也差不多少三公分，這時候，原來穿十一號衣服的人，現在可以穿九號衣服了。當你親身體驗到瘦身的美妙時，更可利用流行裝扮，把自己裝飾得更亮麗。

到時候你可能會這麼想，「以前整天煩惱瘦不下來的我，到底在幹什麼嘛！」

當你滿足於自己的減肥成果後，對工作、交友會產生積極性，這也想做、那也想做，從現在起，世界變得更多采多姿了。

你已經不再是以前消極的人了，而是勇於向未來挑戰，而且不達目的絕不終止的積極人類。說穿了就是「正面思想型」的人。

世界上有人意志力超強，能忍耐嚴格的食物控制，而且持續不間斷。

但結果如何呢？

「瘦是瘦了，可是胸部也變小了。」

「體重減輕，但大腿依然粗，總覺得不均勻，連泳裝都不敢穿。」等等。

雖然這些都是無謂的煩惱，但卻是多數人的聲音。

但定時法實踐者就沒有這些煩惱了。減肥的目的不單是使體重減輕，還應該藉由瘦身使自己有魅力，因此而擁有自信、愉快生活。如果瘦了之後依然對自己缺乏自信，那就不知道為什麼減肥了。相信聰明的你一定會讓自己展現自然的瘦身之美。

為了美麗的體重自由計畫

減肥之後再恢復普通飲食，不是會讓體重再上升嗎？——這是很多人的想法。當然。因此非持續定時法不可……。也有人這麼擔心。

這種不安根本是多餘的。當利用定時法使體重下降至目標程度，就請停止。之後只要在認為自己多吃了的時候，隔天注意就行了。

多吃而增加的體重大概在一公斤左右，學會定時法的人，一週就可以恢復體重，而且並不是因為多吃，這些就這麼成為皮下脂肪堆積，所以在多吃隔天稍微控制主食類（飯、麵、麵包類）亦可。理論在前面已經談過，此不再論述。

利用定時法減肥成功後，如果不注意飲食、隨便大吃大喝，不管是誰都會胖。很多書記載「瘦了之後就不會再胖」，這得配合自己的生活條件。有些單身上班族或學生，攝取營養不均衡、吃東西不節制、早餐吃蛋糕、午餐吃夾心麵包、晚餐吃速食品……。

這種情況會造成營養不良，也必導致肥胖。

但如果是營養均衡的普通飲食，利用定時法減肥後就不會再肥胖。定時法本來就是在飲食中減肥，與以往的節食減肥不同。

人都會偶爾多吃，如果造成體重增加時，可以立刻以定時法使體重恢復。

有瘦身經驗者應該了解自己的類型，並可自由控制自己的體重。

對女性而言，沒有比這再好的事了。想保持健康美，過著知性生活，就得從管理自己體重著手。

每天站在化妝鏡前量體重，決定減五公斤後便維持這個程度，等夏天要穿泳裝時再減三公斤，或婚禮將近，必須一口氣減輕多餘體重等，定時法可以依照自己的規律實施。

你的理想體重在哪裡?

「定時法以每週減一公斤的方式瘦身」——這裡所說「每週一公斤」，是指比標準體重胖的人，想達到標準型的方式。

所謂標準體重，是指身高減一〇〇後乘〇・九，但不必太拘泥於這個數字。

每個人有不同的職業、工作環境、生活，只要是在最有效活動範圍內的健康體重即可。我稱此為目標體重，或最佳體重。

例如，過去曾出現自己最佳活動狀況的體重，即使這個體重比標準體重多三公斤或少三公斤，都是對你而言的最佳體重。因此，以此為目標即可。

我勸各位不要太計較標準體重，因為標準體重完全沒考慮到個人的特徵、骨骼粗細、重量、肌肉情況等，只是單純的體重而已。骨架粗的人，體重多於標準體重才是最美的最佳體重。

定時法以最佳體重為目標的瘦身課程，標準為「一週減一公斤」。

定時法並不是一開始減一・五公斤，然後漸漸變成一公斤、七〇〇公克、五〇〇公克……，而是以個人周期一次減一公斤爲目標。定時體操也在此規則下設計體操強度。

由此可知，原來四十八公斤的人，一口氣胖到六十公斤——。只要一週一公斤，進行十二次定時法，就可恢復原來的四十八公斤了。

只不過，條件是這四十八公斤必須是健康狀況下的體重。如果因為疾病住院，而使體重下降至此數字，就只是犧牲健康成就體重而已。

什麼是真正的美女？

如前所述，人的骨骼各有不同。

所以，光是執著於標準體重沒道理。

例如，身高一六〇公分、體重四十八公斤，但由於骨骼細，所以不會給人生硬的感覺，而是自然美的狀態。

另一方面，同樣身高一六〇公分、五十三公斤，想再減二公斤的情況。然而減掉二公斤之後，總覺得有生硬感。這就是骨骼粗的人，如果硬是要減掉二公斤，就會喪失女性魅力，毫無美麗可言。

「美」的基準有很多，有楊柳般纖細之美，也有全身豐滿、前突後翹之美。

不論男女，對女性的審美眼光因人而異，但至少對我們瘦身指導者而言，自己最方便活動、生活最愉快的體形正是「美女」的基準。這種程度的身材，從健康面來看應該也很美。

自己想使腰圍減至五十八公分，但可能骨架大而達不到。這時候不妨減至六十公分，剩下的二公分利用衣服設計遮蓋即可。

正如之前提過的，定時法著眼的「目標體重」（最佳體重），不是一般所謂的標準體重，而是本人過去最佳時期的體重。當然，從小就一直肥胖的人，可參考他人狀況。

現在年輕人有一六〇公分，通常都希望重在四十五公斤以下，因為他們認為纖細才是美。即使減重後，如果不注意飲食，體重還是無法維持，這種精神壓力造成的神經緊張，離美麗還有好長一段距離。總而言之，美女應該具有自己的個性，散發健康的魅力，一味地只想讓身體瘦下來，往往造成身體不健康。

希望各位不要拘泥於「瘦××公斤」的結果，而以「瘦身過程」爲樂。定時法最大的價值不在「瘦」的結果，而在於了解自己身體、控制自己身體。

了解自己身體的瘦身結構，掌握自己體重的增減——這就是「定時法」。

與以前以「瘦」為最大目標所採取的減肥法完全不同。

保持自己的理想狀態

利用定時法達到目標體重的你，還有幾項要點必須注意。都是非常基本的事，一點也不困難。

首先，養成每天早起量體重的習慣，即使達成目標體重也不間斷。還得記錄每天體重的增減。這對往後自我控制體重、掌握瘦身時機有助益。

從現在開始，早起必定照鏡子，最好是照全身。瘦身後照鏡子應該是件很愉快的事。對著鏡子說「早安」，接著笑一笑。這個微笑可讓你擁有快樂的一天。

早起照鏡子讓自己心情舒暢後，你應該可以充滿自信地向前出發，相信你說起話來也一定會讓對方感覺舒服，也就是有一顆體貼對方的心。

以前肥胖時，總有一種劣等感，在每天煩惱想瘦、想瘦的同時，你不也成為一位愁容滿面的人嗎?這種心情會敏感地傳達至對方，在這種氣氛之下，對方自然對你敬而遠之。

但現在不同了。心情開朗、目光有神，讓自己展現最好的一面。

利用定時法產生自信後，每個人都散發出亮麗的神采，這與年齡無關。

充滿自信地走在街上，看看櫥窗玻璃映出的身影，是不是有一分洗練之美呢!?

當然，周圍的人看見你，也必定讚嘆「他變了！好有朝氣啊！什麼時候變得這麼漂亮……」。

你本身也必定充滿幹勁。

讓每一天都漂亮

只要花點心，就可以維持現在的體重。

例如洗澡。常常聽到太太問剛下班的丈夫，「要先洗澡還是先吃飯？」答案絕對是「先洗澡」。

進行體重調節的人，在空腹時入浴比較有效。入浴會讓體溫升高、增加體內的燃燒。請回憶之前說過的空腹時運動容易燃燒脂肪一段。讓肚子放空一下，洗澡後神經得到休息，吃下的食物也容易消化燃燒。

空腹入浴比飽腹入浴好，請記住這個重點。飽腹入浴也可使身體清爽，但體內的消化、燃燒等幾乎與身體清爽無關。

另外，同樣是洗澡，但是洗三溫暖時得稍微注意一下。健康狀態不佳的人不要勉強，就算因水分蒸發而使體重下降，但之後再喝啤酒、果汁等飲料，又恢復原狀了。蒸發汗水的努力一點效果也沒有。

三溫暖最大的意義不在於蒸發身體水分，而在於享受入浴感覺。而且最好吃些東西再洗三溫暖，空腹洗三溫暖可能造成暈眩，有貧血的人應特別注意。

要維持目前的體重，日常慢步、爬樓梯都是很好的刺激，不用特別激烈的運動。

例如，樓梯。通勤途中車站的樓梯比較危險，不建議各位利用，但到了公司或學校，就可以好好利用樓梯，盡量不要搭電梯。

爬樓梯時，腳尖踏梯面，腿肚用力伸展，意識腿肚出力是訣竅。不是使用反彈力往上跳，而是一階一階慢慢地往上爬。這種方法以爬一層樓樓梯效果最好，比從一樓爬至五樓的肌肉能源消耗量多。往上爬樓梯會增加心臟負荷，確實能使全身能量消耗，但對於大腿、腿肚等部分皮下脂肪影響較少。

換言之，以腳尖踏梯面時，不是利用全身反彈力往上登，只有利用腳的力量往上。這時候，阿基里斯腱（跟腱）充分伸展，將重心置於此。一步一步慢慢往上爬……。看似簡單，卻對腿肚造成相當程度的刺激。一開始練習時，腿肚會痛上二、三天。

但習慣之後，在他人看來，你的爬樓梯姿勢就很自然了。

到了這種程度，不打網球、不游泳都沒關係，仍可達到運動效果。只要用些心思，就可發現周遭有許多可以達到運動效果的活動。

當然，將打網球、慢跑等當做興趣更好。運動會讓心情振奮、身體靈活，反射神經也敏銳。

但想瘦的人必須注意的是「運動過度」。不論對身體多麼有益的運動，做過度都不好。身體疲勞後可能如前述想吃甜食，或食慾增加……。

如果只有一天如此，而隔天可以進行飲食調節的話，多吃些倒是無妨。但如果每天運動使食慾旺盛，就沒時間調節飲食了。

運動要在愉快的心情下進行，不要持續激烈的運動，請格外小心。

沒有人知道的減肥計畫

不只女性想減肥，男性、高齡者、小孩中都有不少想瘦的人。

男性三十歲之後，小腹就會逐漸突出。尤其最近年輕肥胖者不少，步入三十歲後馬上就頂著一顆大肚子的人也有。

以前人說肥胖是福氣的象徵，但現代人則稱肥胖是疾病的根源。

「可是每天工作那麼忙，哪有時間運動？」

常常聽到這種抱怨聲音。想想看，你是不是出門就搭車？難得走幾步路？

「不但沒時間運動，也沒時間上健身房。」

有時間喝酒，卻沒時間上健身房……。男性們都喜歡這麼說。好，為了消除緊張，你可以喝點酒，但請一週找一、二天為「休肝日」，不要酒精。

之後一切都好辦了。定時法是能配合你自己步調做的方法，而且不必特地上健身房、減肥中心。一個人在家、公司可以進行，最適合忙碌的上班族。

如前所述，定時法完全不必激烈的運動，所以「對體力沒信心」的老年人也可安心實施。中老年人困擾的成人病原因中，肥胖居首位，所以如果你想身體健康，就請立刻實施。

發育期的小孩也沒問題。

連我們大人要節食都會緊張焦慮，何況是小孩子，不但小孩本身會感到沮喪，雙親也很麻煩，如果營養不良就糟了。可是定時法沒有飲食的限制，小孩子可在輕鬆狀態下實行。

除此之外，定時法的魅力之一，就是具有「不讓他人知道」的優點。

想瘦卻又不想讓別人知道自己在減肥——這是很自然的事。

有人問我，和朋友一起減肥比較好？還是一個人悄悄減肥比較好？

這得看個性。有些人希望與他人競爭，戰鬥心旺盛，但我就喜歡一個人沒有壓力地進行減肥計畫。

對女性而言，也許是種不錯的競爭，但卻往往容易延伸為互別苗頭。這是我多年經驗有感而發。也有人因為自己沒得到好結果，就想盡辦法想將其他對手也往下拉到自己水平。

的確，看別人比自己先美麗動人，實在滋味不怎麼好受。所以女性一人悄悄減肥的情形是比較多。定時法正符合這項要求。

在大家都不知道的情況下，驚訝你「愈來愈漂亮」，不是很愉快的事嗎？

總而言之，減肥不能借助他人之力，而應該擁有主體性。不是因為別人如此，所以我也要如此……，而是在頭腦中構思，我該如何才會變得更美麗健康。這樣你才是美麗與健康的勝利者。

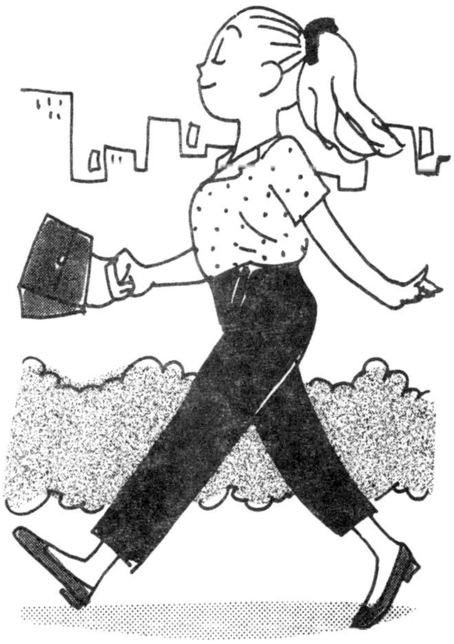

減重表

一週飲食生活記錄

以下圖表可以剪下來使用

減　重　表

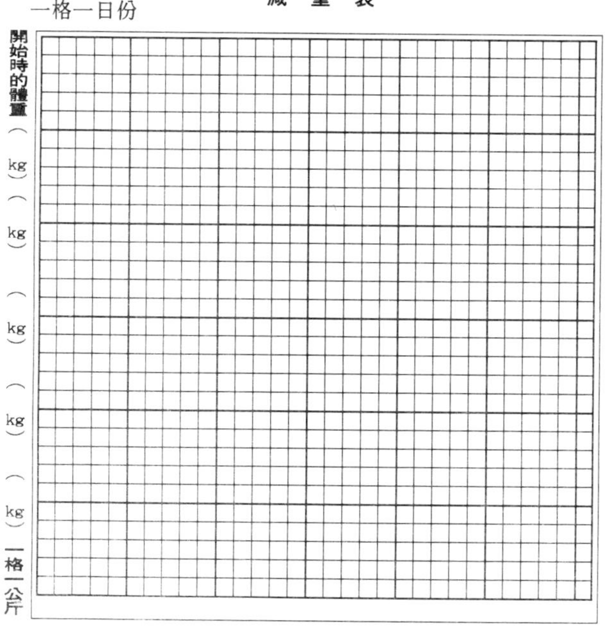

每　日　體　重　記　錄

1日	2日	3日	4日	5日	6日	7日	8日	9日	10日	11日	12日	13日	14日	15日	16日
17日	18日	19日	20日	21日	22日	23日	24日	25日	26日	27日	28日	29日	30日	31日	

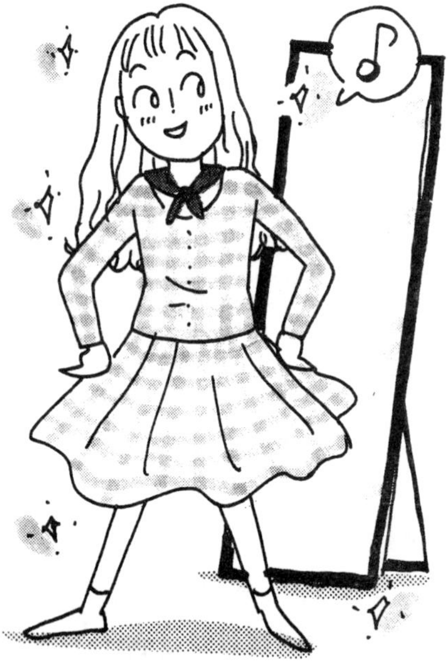

尺　寸　表						
平常空腹時量		開始時	減5kg時	減10kg時	減15kg時	減20kg時
飲食後、運動後、生理中無法比較		月　日 kg	月　日 kg	月　日 kg	月　日 kg	月　日 kg
A	頸　圍	cm	cm	cm	cm	cm
B	胸　圍	cm	cm	cm	cm	cm
C	腰　圍	cm	cm	cm	cm	cm
D	下　腹	cm	cm	cm	cm	cm
E	臀　圍	cm	cm	cm	cm	cm
F	上　臂	cm	cm	cm	cm	cm
G	下　臂	cm	cm	cm	cm	cm
H	手　腕	cm	cm	cm	cm	cm
I	大　腿	cm	cm	cm	cm	cm
J	腿　肚	cm	cm	cm	cm	cm
K	腳脖子	cm	cm	cm	cm	cm

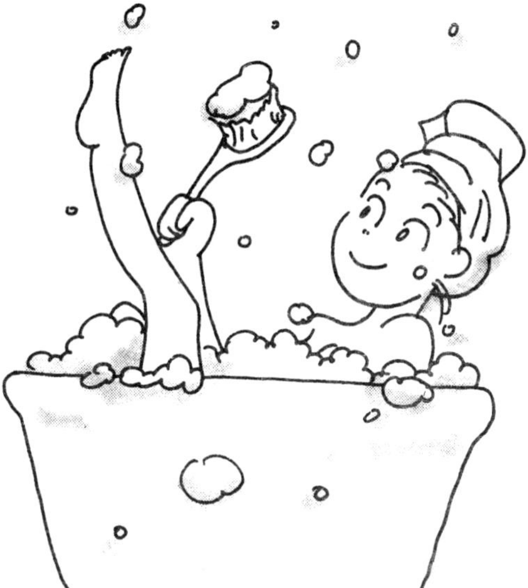

<table>
<tr><th rowspan="2">月／日</th><th rowspan="2">體重（早）</th><th colspan="3">一週飲食生活記錄</th><th rowspan="2">點　心</th><th>身體狀況</th></tr>
<tr><th>早　餐</th><th>午　餐</th><th>晚　餐</th><th>生理日及其他記錄</th></tr>
<tr><td>／ 星期</td><td>kg</td><td></td><td></td><td></td><td></td><td></td></tr>
<tr><td>／ 星期</td><td>kg</td><td></td><td></td><td></td><td></td><td></td></tr>
<tr><td>／ 星期</td><td>kg</td><td></td><td></td><td></td><td></td><td></td></tr>
<tr><td>／ 星期</td><td>kg</td><td></td><td></td><td></td><td></td><td></td></tr>
<tr><td>／ 星期</td><td>kg</td><td></td><td></td><td></td><td></td><td></td></tr>
<tr><td>／ 星期</td><td>kg</td><td></td><td></td><td></td><td></td><td></td></tr>
<tr><td>／ 星期</td><td>kg</td><td></td><td></td><td></td><td></td><td></td></tr>
</table>

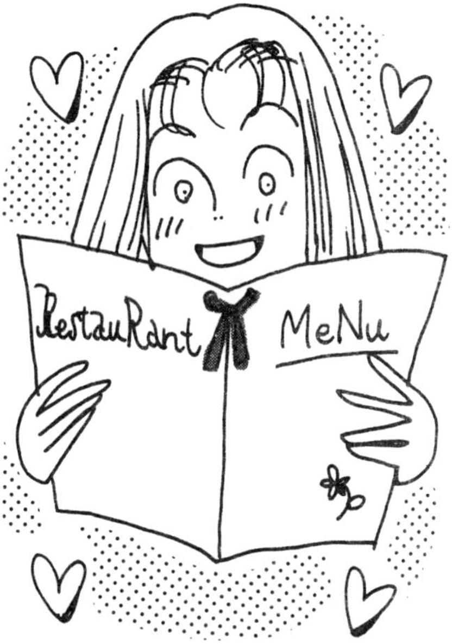
RestauRant
MeNu

作者簡介　宮本裕子

依自己的經驗研究出「簡易健康減肥法」，並開發「定時法」。一九七一年設立三井造型爽身研究所。四年後開始進行通訊「定時法」指導。一九八四年後改名為宮本裕子爽身研究。這期間透過電視、廣播指導許多肥胖兒等，頗受多方好評、備受各界矚目，活躍於現代女性雜誌、各傳播媒體中。

著有「瘦得清爽、瘦得美麗」一書。

在愉快的心情下享受飲食生活，是健康瘦身的第一步。

本書介紹每週一次的方法，讓你毫無壓力的實現減肥夢想。先拋開減肥一定很苦的傳統思想，靜待本書教你如何與減肥計畫當好朋友。

ヤセるタイミング法
宮本裕子爽身研究所・通信指導問い合わせ先

TEL 03-5800-5601

※手紙，葉書でのお問い合わせはご遠慮下さい。

⑨性格測驗9　戀愛知多少　淺野八郎著　160元
⑩性格測驗10　由裝扮瞭解人心　淺野八郎著　160元
⑪性格測驗11　敲開內心玄機　淺野八郎著　140元
⑫性格測驗12　透視你的未來　淺野八郎著　140元
⑬血型與你的一生　淺野八郎著　160元
⑭趣味推理遊戲　淺野八郎著　160元
⑮行爲語言解析　淺野八郎著　160元

•婦幼天地•電腦編號16

①八萬人減肥成果　黃靜香譯　180元
②三分鐘減肥體操　楊鴻儒譯　150元
③窈窕淑女美髮秘訣　柯素娥譯　130元
④使妳更迷人　成　玉譯　130元
⑤女性的更年期　官舒妍編譯　160元
⑥胎內育兒法　李玉瓊編譯　150元
⑦早產兒袋鼠式護理　唐岱蘭譯　200元
⑧初次懷孕與生產　婦幼天地編譯組　180元
⑨初次育兒12個月　婦幼天地編譯組　180元
⑩斷乳食與幼兒食　婦幼天地編譯組　180元
⑪培養幼兒能力與性向　婦幼天地編譯組　180元
⑫培養幼兒創造力的玩具與遊戲　婦幼天地編譯組　180元
⑬幼兒的症狀與疾病　婦幼天地編譯組　180元
⑭腿部苗條健美法　婦幼天地編譯組　180元
⑮女性腰痛別忽視　婦幼天地編譯組　150元
⑯舒展身心體操術　李玉瓊編譯　130元
⑰三分鐘臉部體操　趙薇妮著　160元
⑱生動的笑容表情術　趙薇妮著　160元
⑲心曠神怡減肥法　川津祐介著　130元
⑳內衣使妳更美麗　陳玄茹譯　130元
㉑瑜伽美姿美容　黃靜香編著　150元
㉒高雅女性裝扮學　陳珮玲譯　180元
㉓蠶糞肌膚美顏法　坂梨秀子著　160元
㉔認識妳的身體　李玉瓊譯　160元
㉕產後恢復苗條體態　居理安•芙萊喬著　200元
㉖正確護髮美容法　山崎伊久江著　180元
㉗安琪拉美姿養生學　安琪拉蘭斯博瑞著　180元
㉘女體性醫學剖析　增田豐著　220元
㉙懷孕與生產剖析　岡部綾子著　180元
㉚斷奶後的健康育兒　東城百合子著　220元
㉛引出孩子幹勁的責罵藝術　多湖輝著　170元

㉜培養孩子獨立的藝術	多湖輝著	170元
㉝子宮肌瘤與卵巢囊腫	陳秀琳編著	180元
㉞下半身減肥法	納他夏・史達賓著	180元
㉟女性自然美容法	吳雅菁編著	180元
㊱再也不發胖	池園悅太郎著	170元
㊲生男生女控制術	中垣勝裕著	220元
㊳使妳的肌膚更亮麗	楊　皓編著	170元
㊴臉部輪廓變美	芝崎義夫著	180元
㊵斑點、皺紋自己治療	高須克彌著	180元
㊶面皰自己治療	伊藤雄康著	180元
㊷隨心所欲瘦身冥想法	原久子著	180元
㊸胎兒革命	鈴木丈織著	180元
㊹NS磁氣平衡法塑造窈窕奇蹟	古屋和江著	180元

・青 春 天 地・電腦編號 17

①A血型與星座	柯素娥編譯	160元
②B血型與星座	柯素娥編譯	160元
③O血型與星座	柯素娥編譯	160元
④AB血型與星座	柯素娥編譯	120元
⑤青春期性教室	呂貴嵐編譯	130元
⑥事半功倍讀書法	王毅希編譯	150元
⑦難解數學破題	宋釗宜編譯	130元
⑧速算解題技巧	宋釗宜編譯	130元
⑨小論文寫作秘訣	林顯茂編譯	120元
⑪中學生野外遊戲	熊谷康編著	120元
⑫恐怖極短篇	柯素娥編譯	130元
⑬恐怖夜話	小毛驢編譯	130元
⑭恐怖幽默短篇	小毛驢編譯	120元
⑮黑色幽默短篇	小毛驢編譯	120元
⑯靈異怪談	小毛驢編譯	130元
⑰錯覺遊戲	小毛驢編譯	130元
⑱整人遊戲	小毛驢編著	150元
⑲有趣的超常識	柯素娥編譯	130元
⑳哦！原來如此	林慶旺編譯	130元
㉑趣味競賽100種	劉名揚編譯	120元
㉒數學謎題入門	宋釗宜編譯	150元
㉓數學謎題解析	宋釗宜編譯	150元
㉔透視男女心理	林慶旺編譯	120元
㉕少女情懷的自白	李桂蘭編譯	120元
㉖由兄弟姊妹看命運	李玉瓊編譯	130元

㉗趣味的科學魔術	林慶旺編譯	150元
㉘趣味的心理實驗室	李燕玲編譯	150元
㉙愛與性心理測驗	小毛驢編譯	130元
㉚刑案推理解謎	小毛驢編譯	130元
㉛偵探常識推理	小毛驢編譯	130元
㉜偵探常識解謎	小毛驢編譯	130元
㉝偵探推理遊戲	小毛驢編譯	130元
㉞趣味的超魔術	廖玉山編著	150元
㉟趣味的珍奇發明	柯素娥編著	150元
㊱登山用具與技巧	陳瑞菊編著	150元

•健 康 天 地•電腦編號18

①壓力的預防與治療	柯素娥編譯	130元
②超科學氣的魔力	柯素娥編譯	130元
③尿療法治病的神奇	中尾良一著	130元
④鐵證如山的尿療法奇蹟	廖玉山譯	120元
⑤一日斷食健康法	葉慈容編譯	150元
⑥胃部強健法	陳炳崑譯	120元
⑦癌症早期檢查法	廖松濤譯	160元
⑧老人痴呆症防止法	柯素娥編譯	130元
⑨松葉汁健康飲料	陳麗芬編譯	130元
⑩揉肚臍健康法	永井秋夫著	150元
⑪過勞死、猝死的預防	卓秀貞編譯	130元
⑫高血壓治療與飲食	藤山順豐著	150元
⑬老人看護指南	柯素娥編譯	150元
⑭美容外科淺談	楊啟宏著	150元
⑮美容外科新境界	楊啟宏著	150元
⑯鹽是天然的醫生	西英司郎著	140元
⑰年輕十歲不是夢	梁瑞麟譯	200元
⑱茶料理治百病	桑野和民著	180元
⑲綠茶治病寶典	桑野和民著	150元
⑳杜仲茶養顏減肥法	西田博著	150元
㉑蜂膠驚人療效	瀨長良三郎著	180元
㉒蜂膠治百病	瀨長良三郎著	180元
㉓醫藥與生活	鄭炳全著	180元
㉔鈣長生寶典	落合敏著	180元
㉕大蒜長生寶典	木下繁太郎著	160元
㉖居家自我健康檢查	石川恭三著	160元
㉗永恒的健康人生	李秀鈴譯	200元
㉘大豆卵磷脂長生寶典	劉雪卿譯	150元

㉙芳香療法	梁艾琳譯	160元
㉚醋長生寶典	柯素娥譯	180元
㉛從星座透視健康	席拉・吉蒂斯著	180元
㉜愉悅自在保健學	野本二士夫著	160元
㉝裸睡健康法	丸山淳士等著	160元
㉞糖尿病預防與治療	藤田順豐著	180元
㉟維他命長生寶典	菅原明子著	180元
㊱維他命C新效果	鐘文訓編	150元
㊲手、腳病理按摩	堤芳朗著	160元
㊳AIDS瞭解與預防	彼得塔歇爾著	180元
㊴甲殼質殼聚糖健康法	沈永嘉譯	160元
㊵神經痛預防與治療	木下眞男著	160元
㊶室內身體鍛鍊法	陳炳崑編著	160元
㊷吃出健康藥膳	劉大器編著	180元
㊸自我指壓術	蘇燕謀編著	160元
㊹紅蘿蔔汁斷食療法	李玉瓊編著	150元
㊺洗心術健康秘法	竺翠萍編譯	170元
㊻枇杷葉健康療法	柯素娥編譯	180元
㊼抗衰血癒	楊啟宏著	180元
㊽與癌搏鬥記	逸見政孝著	180元
㊾冬蟲夏草長生寶典	高橋義博著	170元
㊿痔瘡・大腸疾病先端療法	宮島伸宜著	180元
51膠布治癒頑固慢性病	加瀨建造著	180元
52芝麻神奇健康法	小林貞作著	170元
53香煙能防止癡呆？	高田明和著	180元
54穀菜食治癌療法	佐藤成志著	180元
55貼藥健康法	松原英多著	180元
56克服癌症調和道呼吸法	帶津良一著	180元
57Ｂ型肝炎預防與治療	野村喜重郎著	180元
58青春永駐養生導引術	早島正雄著	180元
59改變呼吸法創造健康	原久子著	180元
60荷爾蒙平衡養生秘訣	出村博著	180元
61水美肌健康法	井戶勝富著	170元
62認識食物掌握健康	廖梅珠編著	170元
63痛風劇痛消除法	鈴木吉彥著	180元
64酸莖菌驚人療效	上田明彥著	180元
65大豆卵磷脂治現代病	神津健一著	200元
66時辰療法——危險時刻凌晨４時	呂建強等著	180元
67自然治癒力提升法	帶津良一著	180元
68巧妙的氣保健法	藤平墨子著	180元
69治癒Ｃ型肝炎	熊田博光著	180元

⑳肝臟病預防與治療	劉名揚編著	180元
㉑腰痛平衡療法	荒井政信著	180元
㉒根治多汗症、狐臭	稻葉益巳著	220元
㉓40歲以後的骨質疏鬆症	沈永嘉譯	180元
㉔認識中藥	松下一成著	180元
㉕認識氣的科學	佐佐木茂美著	180元
㉖我戰勝了癌症	安田伸著	180元
㉗斑點是身心的危險信號	中野進著	180元
㉘艾波拉病毒大震撼	玉川重德著	180元
㉙重新還我黑髮	桑名隆一郎著	180元
㉚身體節律與健康	林博史著	180元
㉛生薑治萬病	石原結實著	180元

・實用女性學講座・電腦編號 19

①解讀女性內心世界	島田一男著	150元
②塑造成熟的女性	島田一男著	150元
③女性整體裝扮學	黃靜香編著	180元
④女性應對禮儀	黃靜香編著	180元
⑤女性婚前必修	小野十傳著	200元
⑥徹底瞭解女人	田口二州著	180元
⑦拆穿女性謊言88招	島田一男著	200元
⑧解讀女人心	島田一男著	200元

・校 園 系 列・電腦編號 20

①讀書集中術	多湖輝著	150元
②應考的訣竅	多湖輝著	150元
③輕鬆讀書贏得聯考	多湖輝著	150元
④讀書記憶秘訣	多湖輝著	150元
⑤視力恢復！超速讀術	江錦雲譯	180元
⑥讀書36計	黃柏松編著	180元
⑦驚人的速讀術	鐘文訓編著	170元
⑧學生課業輔導良方	多湖輝著	180元
⑨超速讀超記憶法	廖松濤編著	180元
⑩速算解題技巧	宋釗宜編著	200元
⑪看圖學英文	陳炳崑編著	200元

・實用心理學講座・電腦編號 21

①拆穿欺騙伎倆	多湖輝著	140元

②創造好構想	多湖輝著	140元
③面對面心理術	多湖輝著	160元
④僞裝心理術	多湖輝著	140元
⑤透視人性弱點	多湖輝著	140元
⑥自我表現術	多湖輝著	180元
⑦不可思議的人性心理	多湖輝著	150元
⑧催眠術入門	多湖輝著	150元
⑨責罵部屬的藝術	多湖輝著	150元
⑩精神力	多湖輝著	150元
⑪厚黑說服術	多湖輝著	150元
⑫集中力	多湖輝著	150元
⑬構想力	多湖輝著	150元
⑭深層心理術	多湖輝著	160元
⑮深層語言術	多湖輝著	160元
⑯深層說服術	多湖輝著	180元
⑰掌握潛在心理	多湖輝著	160元
⑱洞悉心理陷阱	多湖輝著	180元
⑲解讀金錢心理	多湖輝著	180元
⑳拆穿語言圈套	多湖輝著	180元
㉑語言的內心玄機	多湖輝著	180元

・超現實心理講座・電腦編號 22

①超意識覺醒法	詹蔚芬編譯	130元
②護摩秘法與人生	劉名揚編譯	130元
③秘法！超級仙術入門	陸　明譯	150元
④給地球人的訊息	柯素娥編著	150元
⑤密教的神通力	劉名揚編著	130元
⑥神秘奇妙的世界	平川陽一著	180元
⑦地球文明的超革命	吳秋嬌譯	200元
⑧力量石的秘密	吳秋嬌譯	180元
⑨超能力的靈異世界	馬小莉譯	200元
⑩逃離地球毀滅的命運	吳秋嬌譯	200元
⑪宇宙與地球終結之謎	南山宏著	200元
⑫驚世奇功揭秘	傅起鳳著	200元
⑬啟發身心潛力心象訓練法	栗田昌裕著	180元
⑭仙道術遁甲法	高藤聰一郎著	220元
⑮神通力的秘密	中岡俊哉著	180元
⑯仙人成仙術	高藤聰一郎著	200元
⑰仙道符咒氣功法	高藤聰一郎著	220元
⑱仙道風水術尋龍法	高藤聰一郎著	200元

⑲仙道奇蹟超幻像	高藤聰一郎著	200元
⑳仙道鍊金術房中法	高藤聰一郎著	200元
㉑奇蹟超醫療治癒難病	深野一幸著	220元
㉒揭開月球的神秘力量	超科學研究會	180元
㉓西藏密教奧義	高藤聰一郎著	250元

・養 生 保 健・電腦編號 23

①醫療養生氣功	黃孝寬著	250元
②中國氣功圖譜	余功保著	230元
③少林醫療氣功精粹	井玉蘭著	250元
④龍形實用氣功	吳大才等著	220元
⑤魚戲增視強身氣功	宮　嬰著	220元
⑥嚴新氣功	前新培金著	250元
⑦道家玄牝氣功	張　章著	200元
⑧仙家秘傳袪病功	李遠國著	160元
⑨少林十大健身功	秦慶豐著	180元
⑩中國自控氣功	張明武著	250元
⑪醫療防癌氣功	黃孝寬著	250元
⑫醫療強身氣功	黃孝寬著	250元
⑬醫療點穴氣功	黃孝寬著	250元
⑭中國八卦如意功	趙維漢著	180元
⑮正宗馬禮堂養氣功	馬禮堂著	420元
⑯秘傳道家筋經內丹功	王慶餘著	280元
⑰三元開慧功	辛桂林著	250元
⑱防癌治癌新氣功	郭　林著	180元
⑲禪定與佛家氣功修煉	劉天君著	200元
⑳顛倒之術	梅自強著	360元
㉑簡明氣功辭典	吳家駿編	360元
㉒八卦三合功	張全亮著	230元
㉓朱砂掌健身養生功	楊　永著	250元
㉔抗老功	陳九鶴著	230元

・社會人智囊・電腦編號 24

①糾紛談判術	淸水增三著	160元
②創造關鍵術	淺野八郎著	150元
③觀人術	淺野八郎著	180元
④應急詭辯術	廖英迪編著	160元
⑤天才家學習術	木原武一著	160元
⑥猫型狗式鑑人術	淺野八郎著	180元

⑦逆轉運掌握術	淺野八郎著	180元
⑧人際圓融術	澀谷昌三著	160元
⑨解讀人心術	淺野八郎著	180元
⑩與上司水乳交融術	秋元隆司著	180元
⑪男女心態定律	小田晉著	180元
⑫幽默說話術	林振輝編著	200元
⑬人能信賴幾分	淺野八郎著	180元
⑭我一定能成功	李玉瓊譯	180元
⑮獻給青年的嘉言	陳蒼杰譯	180元
⑯知人、知面、知其心	林振輝編著	180元
⑰塑造堅強的個性	坂上肇著	180元
⑱為自己而活	佐藤綾子著	180元
⑲未來十年與愉快生活有約	船井幸雄著	180元
⑳超級銷售話術	杜秀卿譯	180元
㉑感性培育術	黃靜香編著	180元
㉒公司新鮮人的禮儀規範	蔡媛惠譯	180元
㉓傑出職員鍛鍊術	佐佐木正著	180元
㉔面談獲勝戰略	李芳黛譯	180元
㉕金玉良言撼人心	森純大著	180元
㉖男女幽默趣典	劉華亭編著	180元
㉗機智說話術	劉華亭編著	180元
㉘心理諮商室	柯素娥譯	180元
㉙如何在公司頭角崢嶸	佐佐木正著	180元
㉚機智應對術	李玉瓊編著	200元
㉛克服低潮良方	坂野雄二著	180元
㉜智慧型說話技巧	沈永嘉編著	元
㉝記憶力、集中力增進術	廖松濤編著	180元

·精 選 系 列·電腦編號 25

①毛澤東與鄧小平	渡邊利夫等著	280元
②中國大崩裂	江戶介雄著	180元
③台灣·亞洲奇蹟	上村幸治著	220元
④7-ELEVEN高盈收策略	國友隆一著	180元
⑤台灣獨立	森　詠著	200元
⑥迷失中國的末路	江戶雄介著	220元
⑦2000年5月全世界毀滅	紫藤甲子男著	180元
⑧失去鄧小平的中國	小島朋之著	220元
⑨世界史爭議性異人傳	桐生操著	200元
⑩淨化心靈享人生	松濤弘道著	220元
⑪人生心情診斷	賴藤和寬著	220元

⑫中美大決戰	檜山良昭著	220元

•運 動 遊 戲• 電腦編號 26

①雙人運動	李玉瓊譯	160元
②愉快的跳繩運動	廖玉山譯	180元
③運動會項目精選	王佑京譯	150元
④肋木運動	廖玉山譯	150元
⑤測力運動	王佑宗譯	150元

•休 閒 娛 樂• 電腦編號 27

①海水魚飼養法	田中智浩著	300元
②金魚飼養法	曾雪玫譯	250元
③熱門海水魚	毛利匡明著	480元
④愛犬的教養與訓練	池田好雄著	250元

•銀髮族智慧學• 電腦編號 28

①銀髮六十樂逍遙	多湖輝著	170元
②人生六十反年輕	多湖輝著	170元
③六十歲的決斷	多湖輝著	170元

•飲 食 保 健• 電腦編號 29

①自己製作健康茶	大海淳著	220元
②好吃、具藥效茶料理	德永睦子著	220元
③改善慢性病健康藥草茶	吳秋嬌譯	200元
④藥酒與健康果菜汁	成玉編著	250元

•家庭醫學保健• 電腦編號 30

①女性醫學大全	雨森良彥著	380元
②初爲人父育兒寶典	小瀧周曹著	220元
③性活力強健法	相建華著	220元
④30歲以上的懷孕與生產	李芳黛編著	220元
⑤舒適的女性更年期	野末悅子著	200元
⑥夫妻前戲的技巧	笠井寬司著	200元
⑦病理足穴按摩	金慧明著	220元
⑧爸爸的更年期	河野孝旺著	200元
⑨橡皮帶健康法	山田晶著	200元

⑩33天健美減肥	相建華等著	180元
⑪男性健美入門	孫玉祿編著	180元
⑫強化肝臟秘訣	主婦の友社編	200元
⑬了解藥物副作用	張果馨譯	200元
⑭女性醫學小百科	松山榮吉著	200元
⑮左轉健康秘訣	龜田修等著	200元
⑯實用天然藥物	鄭炳全編著	260元
⑰神秘無痛平衡療法	林宗駛著	180元
⑱膝蓋健康法	張果馨譯	180元

・心 靈 雅 集・電腦編號 00

①禪言佛語看人生	松濤弘道著	180元
②禪密教的奧秘	葉逯謙譯	120元
③觀音大法力	田口日勝著	120元
④觀音法力的大功德	田口日勝著	120元
⑤達摩禪106智慧	劉華亭編譯	220元
⑥有趣的佛教研究	葉逯謙編譯	170元
⑦夢的開運法	蕭京凌譯	130元
⑧禪學智慧	柯素娥編譯	130元
⑨女性佛教入門	許俐萍譯	110元
⑩佛像小百科	心靈雅集編譯組	130元
⑪佛教小百科趣談	心靈雅集編譯組	120元
⑫佛教小百科漫談	心靈雅集編譯組	150元
⑬佛教知識小百科	心靈雅集編譯組	150元
⑭佛學名言智慧	松濤弘道著	220元
⑮釋迦名言智慧	松濤弘道著	220元
⑯活人禪	平田精耕著	120元
⑰坐禪入門	柯素娥編譯	150元
⑱現代禪悟	柯素娥編譯	130元
⑲道元禪師語錄	心靈雅集編譯組	130元
⑳佛學經典指南	心靈雅集編譯組	130元
㉑何謂「生」 阿含經	心靈雅集編譯組	150元
㉒一切皆空 般若心經	心靈雅集編譯組	150元
㉓超越迷惘 法句經	心靈雅集編譯組	130元
㉔開拓宇宙觀 華嚴經	心靈雅集編譯組	180元
㉕真實之道 法華經	心靈雅集編譯組	130元
㉖自由自在 涅槃經	心靈雅集編譯組	130元
㉗沈默的教示 維摩經	心靈雅集編譯組	150元
㉘開通心眼 佛語佛戒	心靈雅集編譯組	130元
㉙揭秘寶庫 密教經典	心靈雅集編譯組	180元

㉚坐禪與養生	廖松濤譯	110元
㉛釋尊十戒	柯素娥編譯	120元
㉜佛法與神通	劉欣如編著	120元
㉝悟（正法眼藏的世界）	柯素娥編譯	120元
㉞只管打坐	劉欣如編著	120元
㉟喬答摩・佛陀傳	劉欣如編著	120元
㊱唐玄奘留學記	劉欣如編著	120元
㊲佛教的人生觀	劉欣如編譯	110元
㊳無門關（上卷）	心靈雅集編譯組	150元
㊴無門關（下卷）	心靈雅集編譯組	150元
㊵業的思想	劉欣如編著	130元
㊶佛法難學嗎	劉欣如著	140元
㊷佛法實用嗎	劉欣如著	140元
㊸佛法殊勝嗎	劉欣如著	140元
㊹因果報應法則	李常傳編	180元
㊺佛教醫學的奧秘	劉欣如編著	150元
㊻紅塵絕唱	海　若著	130元
㊼佛教生活風情	洪丕謨、姜玉珍著	220元
㊽行住坐臥有佛法	劉欣如著	160元
㊾起心動念是佛法	劉欣如著	160元
㊿四字禪語	曹洞宗青年會	200元
51妙法蓮華經	劉欣如編著	160元
52根本佛教與大乘佛教	葉作森編	180元
53大乘佛經	定方晟著	180元
54須彌山與極樂世界	定方晟著	180元
55阿闍世的悟道	定方晟著	180元
56金剛經的生活智慧	劉欣如著	180元

・經 營 管 理・電腦編號 01

◎創新經營管理六十六大計（精）	蔡弘文編	780元
①如何獲取生意情報	蘇燕謀譯	110元
②經濟常識問答	蘇燕謀譯	130元
④台灣商戰風雲錄	陳中雄著	120元
⑤推銷大王秘錄	原一平著	180元
⑥新創意・賺大錢	王家成譯	90元
⑦工廠管理新手法	琪　輝著	120元
⑨經營參謀	柯順隆譯	120元
⑩美國實業24小時	柯順隆譯	80元
⑪撼動人心的推銷法	原一平著	150元
⑫高竿經營法	蔡弘文編	120元

⑬如何掌握顧客	柯順隆譯	150元
⑭一等一賺錢策略	蔡弘文編	120元
⑯成功經營妙方	鐘文訓著	120元
⑰一流的管理	蔡弘文編	150元
⑱外國人看中韓經濟	劉華亭譯	150元
⑳突破商場人際學	林振輝編著	90元
㉑無中生有術	琪輝編著	140元
㉒如何使女人打開錢包	林振輝編著	100元
㉓操縱上司術	邑井操著	90元
㉔小公司經營策略	王嘉誠著	160元
㉕成功的會議技巧	鐘文訓編譯	100元
㉖新時代老闆學	黃柏松編著	100元
㉗如何創造商場智囊團	林振輝編譯	150元
㉘十分鐘推銷術	林振輝編譯	180元
㉙五分鐘育才	黃柏松編譯	100元
㉚成功商場戰術	陸明編譯	100元
㉛商場談話技巧	劉華亭編譯	120元
㉜企業帝王學	鐘文訓譯	90元
㉝自我經濟學	廖松濤編譯	100元
㉞一流的經營	陶田生編著	120元
㉟女性職員管理術	王昭國編譯	120元
㊱ＩＢＭ的人事管理	鐘文訓編譯	150元
㊲現代電腦常識	王昭國編譯	150元
㊳電腦管理的危機	鐘文訓編譯	120元
㊴如何發揮廣告效果	王昭國編譯	150元
㊵最新管理技巧	王昭國編譯	150元
㊶一流推銷術	廖松濤編譯	150元
㊷包裝與促銷技巧	王昭國編譯	130元
㊸企業王國指揮塔	松下幸之助著	120元
㊹企業精銳兵團	松下幸之助著	120元
㊺企業人事管理	松下幸之助著	100元
㊻華僑經商致富術	廖松濤編譯	130元
㊼豐田式銷售技巧	廖松濤編譯	180元
㊽如何掌握銷售技巧	王昭國編著	130元
㊿洞燭機先的經營	鐘文訓編譯	150元
(52)新世紀的服務業	鐘文訓編譯	100元
(53)成功的領導者	廖松濤編譯	120元
(54)女推銷員成功術	李玉瓊編譯	130元
(55)ＩＢＭ人才培育術	鐘文訓編譯	100元
(57)企業人自我突破法	黃琪輝編著	150元
(58)財富開發術	蔡弘文編著	130元

㊾成功的店舖設計	鐘文訓編著	150元
⑹企管回春法	蔡弘文編著	130元
⑹小企業經營指南	鐘文訓編譯	100元
⑹商場致勝名言	鐘文訓編譯	150元
⑹迎接商業新時代	廖松濤編譯	100元
⑹新手股票投資入門	何朝乾　編	200元
⑹上揚股與下跌股	何朝乾編譯	180元
⑹股票速成學	何朝乾編譯	200元
⑹理財與股票投資策略	黃俊豪編著	180元
⑺黃金投資策略	黃俊豪編著	180元
⑺厚黑管理學	廖松濤編譯	180元
⑺股市致勝格言	呂梅莎編譯	180元
⑺透視西武集團	林谷燁編譯	150元
⑺巡迴行銷術	陳蒼杰譯	150元
⑺推銷的魔術	王嘉誠譯	120元
⑺60秒指導部屬	周蓮芬編譯	150元
⑺精銳女推銷員特訓	李玉瓊編譯	130元
⑻企劃、提案、報告圖表的技巧	鄭　汶　譯	180元
⑻海外不動產投資	許達守編譯	150元
⑻八百件的世界策略	李玉瓊譯	150元
⑻服務業品質管理	吳宜芬譯	180元
⑻零庫存銷售	黃東謙編譯	150元
⑻三分鐘推銷管理	劉名揚編譯	150元
⑻推銷大王奮鬥史	原一平著	150元
⑻豐田汽車的生產管理	林谷燁編譯	150元

•成功寶庫•電腦編號02

①上班族交際術	江森滋著	100元
②拍馬屁訣竅	廖玉山編譯	110元
④聽話的藝術	歐陽輝編譯	110元
⑨求職轉業成功術	陳　義編著	110元
⑩上班族禮儀	廖玉山編著	120元
⑪接近心理學	李玉瓊編著	100元
⑫創造自信的新人生	廖松濤編著	120元
⑭上班族如何出人頭地	廖松濤編著	100元
⑮神奇瞬間瞑想法	廖松濤編譯	100元
⑯人生成功之鑰	楊意苓編著	150元
⑲給企業人的諍言	鐘文訓編著	120元
⑳企業家自律訓練法	陳　義編譯	100元
㉑上班族妖怪學	廖松濤編著	100元

㉒猶太人縱橫世界的奇蹟	孟佑政編著	110元
㉓訪問推銷術	黃静香編著	130元
㉕你是上班族中強者	嚴思圖編著	100元
㉖向失敗挑戰	黃静香編著	100元
㉚成功頓悟100則	蕭京凌編譯	130元
㉛掌握好運100則	蕭京凌編譯	110元
㉜知性幽默	李玉瓊編譯	130元
㉝熟記對方絕招	黃静香編譯	100元
㉞男性成功秘訣	陳蒼杰編譯	130元
㊱業務員成功秘方	李玉瓊編著	120元
㊲察言觀色的技巧	劉華亭編著	180元
㊳一流領導力	施義彥編譯	120元
㊴一流說服力	李玉瓊編著	130元
㊵30秒鐘推銷術	廖松濤編譯	150元
㊶猶太成功商法	周蓮芬編譯	120元
㊷尖端時代行銷策略	陳蒼杰編著	100元
㊸顧客管理學	廖松濤編著	100元
㊹如何使對方說Yes	程　羲編著	150元
㊺如何提高工作效率	劉華亭編著	150元
㊼上班族口才學	楊鴻儒譯	120元
㊽上班族新鮮人須知	程　羲編著	120元
㊾如何左右逢源	程　羲編著	130元
㊿語言的心理戰	多湖輝著	130元
51扣人心弦演說術	劉名揚編著	120元
55性惡企業管理學	陳蒼杰譯	130元
56自我啟發200招	楊鴻儒編著	150元
57做個傑出女職員	劉名揚編著	130元
58靈活的集團營運術	楊鴻儒編著	120元
60個案研究活用法	楊鴻儒編著	130元
61企業教育訓練遊戲	楊鴻儒編著	120元
62管理者的智慧	程　義編譯	130元
63做個佼佼管理者	馬筱莉編譯	130元
66活用佛學於經營	松濤弘道著	150元
67活用禪學於企業	柯素娥編譯	130元
68詭辯的智慧	沈永嘉編譯	150元
69幽默詭辯術	廖玉山編譯	150元
70拿破崙智慧箴言	柯素娥編譯	130元
71自我培育・超越	蕭京凌編譯	150元
74時間即一切	沈永嘉編譯	130元
75自我脫胎換骨	柯素娥譯	150元
76贏在起跑點—人才培育鐵則	楊鴻儒編譯	150元

⑰做一枚活棋	李玉瓊編譯	130元
⑱面試成功戰略	柯素娥編譯	130元
⑲自我介紹與社交禮儀	柯素娥編譯	150元
⑳說NO的技巧	廖玉山編譯	130元
81瞬間攻破心防法	廖玉山編譯	120元
82改變一生的名言	李玉瓊編譯	130元
83性格性向創前程	楊鴻儒編譯	130元
84訪問行銷新竅門	廖玉山編譯	150元
85無所不達的推銷話術	李玉瓊編譯	150元

•處世智慧•電腦編號03

①如何改變你自己	陸明編譯	120元
⑥靈感成功術	譚繼山編譯	80元
⑧扭轉一生的五分鐘	黃柏松編譯	100元
⑩現代人的詭計	林振輝譯	100元
⑫如何利用你的時間	蘇遠謀譯	80元
⑬口才必勝術	黃柏松編譯	120元
⑭女性的智慧	譚繼山編譯	90元
⑮如何突破孤獨	張文志編譯	80元
⑯人生的體驗	陸明編譯	80元
⑰微笑社交術	張芳明譯	90元
⑱幽默吹牛術	金子登著	90元
⑲攻心說服術	多湖輝著	100元
⑳當機立斷	陸明編譯	70元
㉑勝利者的戰略	宋恩臨編譯	80元
㉒如何交朋友	安紀芳編著	70元
㉓鬥智奇謀（諸葛孔明兵法）	陳炳崑著	70元
㉔慧心良言	亦　奇著	80元
㉕名家慧語	蔡逸鴻主編	90元
㉗稱霸者啟示金言	黃柏松編譯	90元
㉘如何發揮你的潛能	陸明編譯	90元
㉙女人身態語言學	李常傳譯	130元
㉚摸透女人心	張文志譯	90元
㉛現代戀愛秘訣	王家成譯	70元
㉜給女人的悄悄話	妮倩編譯	90元
㉞如何開拓快樂人生	陸明編譯	90元
㉟驚人時間活用法	鐘文訓譯	80元
㊱成功的捷徑	鐘文訓譯	70元
㊲幽默逗笑術	林振輝著	120元
㊳活用血型讀書法	陳炳崑譯	80元

㊴心　燈	葉于模著	100元
㊵當心受騙	林顯茂譯	90元
㊶心・體・命運	蘇燕謀譯	70元
㊷如何使頭腦更敏銳	陸明編譯	70元
㊸宮本武藏五輪書金言錄	宮本武藏著	100元
㊺勇者的智慧	黃柏松編譯	80元
㊼成熟的愛	林振輝譯	120元
㊽現代女性駕馭術	蔡德華著	90元
㊾禁忌遊戲	酒井潔著	90元
52摸透男人心	劉華亭編譯	80元
53如何達成願望	謝世輝著	90元
54創造奇蹟的「想念法」	謝世輝著	90元
55創造成功奇蹟	謝世輝著	90元
57幻想與成功	廖松濤譯	80元
58反派角色的啟示	廖松濤編譯	70元
59現代女性須知	劉華亭編著	75元
62如何突破內向	姜倩怡編譯	110元
64讀心術入門	王家成編譯	100元
65如何解除內心壓力	林美羽編著	110元
66取信於人的技巧	多湖輝著	110元
67如何培養堅強的自我	林美羽編著	90元
68自我能力的開拓	卓一凡編著	110元
70縱橫交涉術	嚴思圖編著	90元
71如何培養妳的魅力	劉文珊編著	90元
72魅力的力量	姜倩怡編著	90元
75個性膽怯者的成功術	廖松濤編譯	100元
76人性的光輝	文可式編著	90元
79培養靈敏頭腦秘訣	廖玉山編著	90元
80夜晚心理術	鄭秀美編譯	80元
81如何做個成熟的女性	李玉瓊編著	80元
82現代女性成功術	劉文珊編著	90元
83成功說話技巧	梁惠珠編譯	100元
84人生的真諦	鐘文訓編譯	100元
85妳是人見人愛的女孩	廖松濤編著	120元
87指尖・頭腦體操	蕭京凌編譯	90元
88電話應對禮儀	蕭京凌編著	120元
89自我表現的威力	廖松濤編譯	100元
90名人名語啟示錄	喬家楓編著	100元
91男與女的哲思	程鐘梅編譯	110元
92靈思慧語	牧　風著	110元
93心靈夜語	牧　風著	100元

㊾激盪腦力訓練	廖松濤編譯	100元
㊿三分鐘頭腦活性法	廖玉山編譯	110元
96星期一的智慧	廖玉山編譯	100元
97溝通說服術	賴文琇編譯	100元

•健康與美容•電腦編號 04

③媚酒傳（中國王朝秘酒）	陸明主編	120元
⑤中國回春健康術	蔡一藩著	100元
⑥奇蹟的斷食療法	蘇燕謀譯	130元
⑧健美食物法	陳炳崑譯	120元
⑨驚異的漢方療法	唐龍編著	90元
⑩不老強精食	唐龍編著	100元
⑫五分鐘跳繩健身法	蘇明達譯	100元
⑬睡眠健康法	王家成譯	80元
⑭你就是名醫	張芳明譯	90元
⑮如何保護你的眼睛	蘇燕謀譯	70元
⑲釋迦長壽健康法	譚繼山譯	90元
⑳腳部按摩健康法	譚繼山譯	120元
㉑自律健康法	蘇明達譯	90元
㉓身心保健座右銘	張仁福著	160元
㉔腦中風家庭看護與運動治療	林振輝譯	100元
㉕秘傳醫學人相術	成玉主編	120元
㉖導引術入門(1)治療慢性病	成玉主編	110元
㉗導引術入門(2)健康・美容	成玉主編	110元
㉘導引術入門(3)身心健康法	成玉主編	110元
㉙妙用靈藥・蘆薈	李常傳譯	150元
㉚萬病回春百科	吳通華著	150元
㉛初次懷孕的10個月	成玉編譯	130元
㉜中國秘傳氣功治百病	陳炳崑編譯	130元
㉟仙人長生不老學	陸明編譯	100元
㊱釋迦秘傳米粒刺激法	鐘文訓譯	120元
㊲痔・治療與預防	陸明編譯	130元
㊳自我防身絕技	陳炳崑編譯	120元
㊴運動不足時疲勞消除法	廖松濤譯	110元
㊵三溫暖健康法	鐘文訓編譯	90元
㊸維他命與健康	鐘文訓譯	150元
㊺森林浴—綠的健康法	劉華亭編譯	80元
㊼導引術入門(4)酒浴健康法	成玉主編	90元
㊽導引術入門(5)不老回春法	成玉主編	90元
㊾山白竹（劍竹）健康法	鐘文訓譯	90元

國家圖書館出版品預行編目資料

小改變瘦4公斤／宮本裕子著，李芳黛譯
──初版──臺北市，大展，民86
面；　公分──（婦幼天地；46）
譯著：ちょつと変えるとラクして4キロ
ISBN 957-557-782-5（平裝）
1. 減肥

411.35　　86014710

小改變瘦4公斤　ISBN 957-557-782-5

原 著 者／宮本裕子
編 譯 者／李 芳 黛
發 行 人／蔡 森 明
出 版 者／大展出版社有限公司
社　　址／台北市北投區（石牌）致遠一路二段12巷1號
電　　話／(02) 28236031・28236033
傳　　眞／(02) 28272069
郵政劃撥／0166955－1
登 記 證／局版臺業字第2171號
承 印 者／國順圖書印刷公司
裝　　訂／嶸興裝訂有限公司
排 版 者／千兵企業有限公司
電　　話／(02) 28812643
初版1刷／1997年（民86年）12月

定　　價／180元

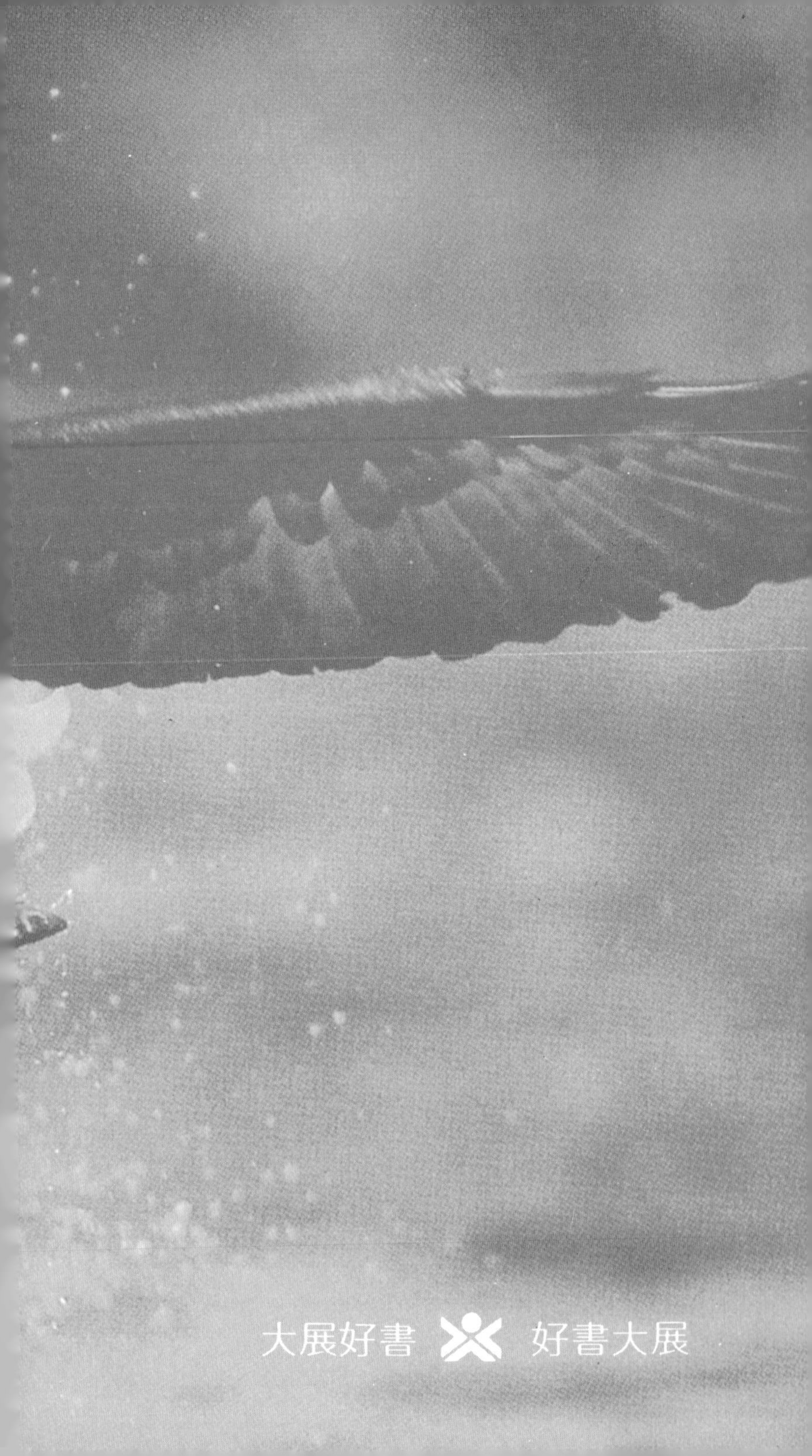
大展好書　好書大展

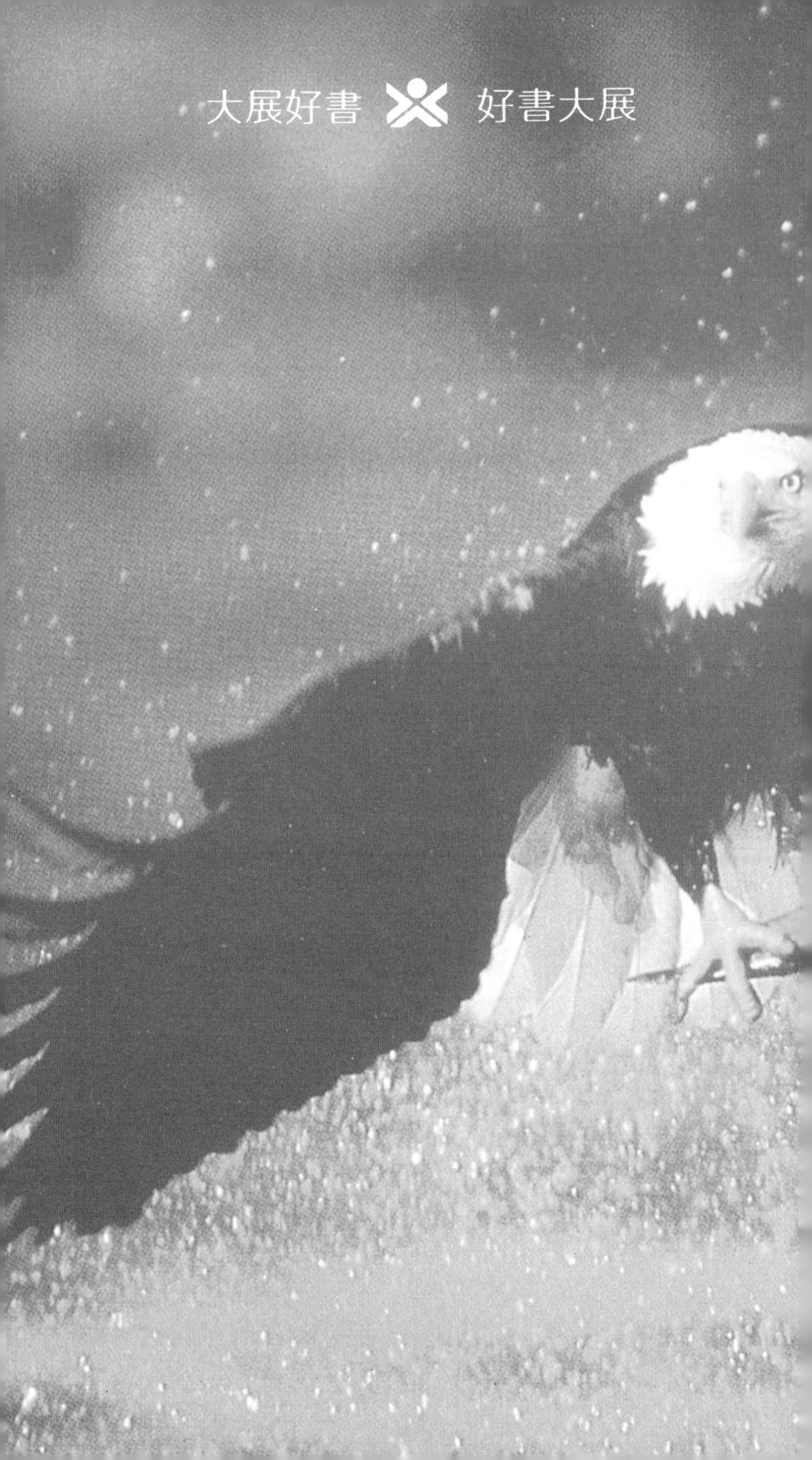
大展好書 好書大展